QIGONG

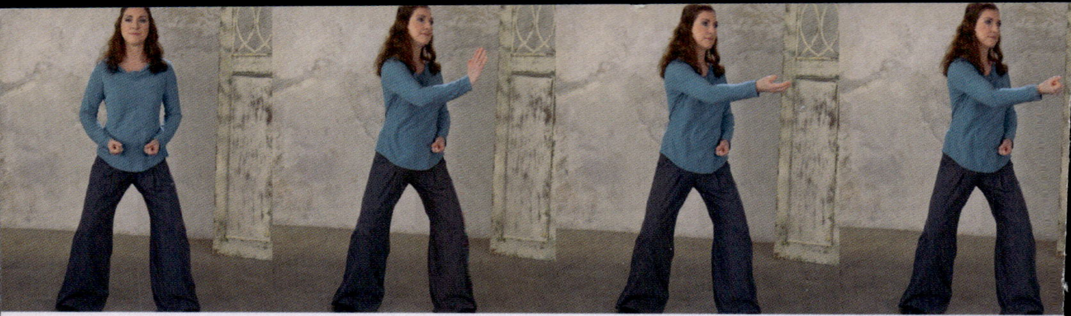

Qigong

Impressum:

Genehmigte Lizenzausgabe für Weltbild Retail GmbH & Co. KG,
Steinerne Furt, 86167 Augsburg

Redaktion: Christine el Trabulsi, NME-MEDIA
Lektorat: Constanze Pabst, Garmisch-Partenkirchen
Layout und Satz: Büro 18, Friedberg (Bay.)
Umschlaggestaltung: Maria Seidel, atelier-seidel.de
Umschlagmotiv: Thinkstockphoto/Pixland
Fotos Seite 4, 8, 11, 14, 16, 19, 23, 25, 26, 27, 28, 30, 35: © iStock;
alle übrigen Fotos © by Sascha Wuillemet, NME-Media GbR, München

Gesamtherstellung: Typos, tiskařské závody, s.r.o., Plzeň
Printed in the EU
ISBN 978-3-8289-4398-8

2017 2016 2015
Die letzte Jahreszahl gibt die aktuelle Lizenzausgabe an.

Einkaufen im Internet: *www.weltbild.de*

Warnhinweis:
Sollten sich während des Trainings Schmerzen oder Beschwerden einstellen, ist es unbedingt ratsam, die Übung abzubrechen und den Rat eines professionellen Trainers, Therapeuten oder eines Arztes einzuholen.

Das Training sollte immer schmerzfrei durchgeführt werden. Die eigenen Grenzen und eventuellen Einschränkungen sind unbedingt zu beachten.

Bitte üben Sie nicht ohne therapeutische Anleitung oder ohne ärztlichen Rat, wenn bereits gesundheitliche Beschwerden bestehen.

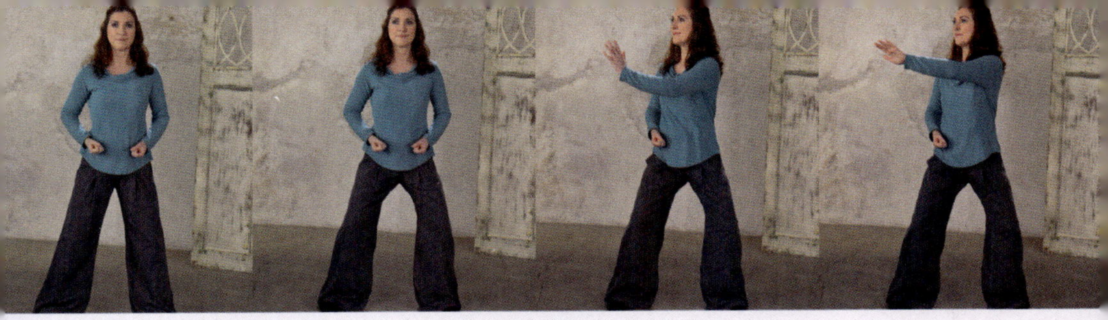

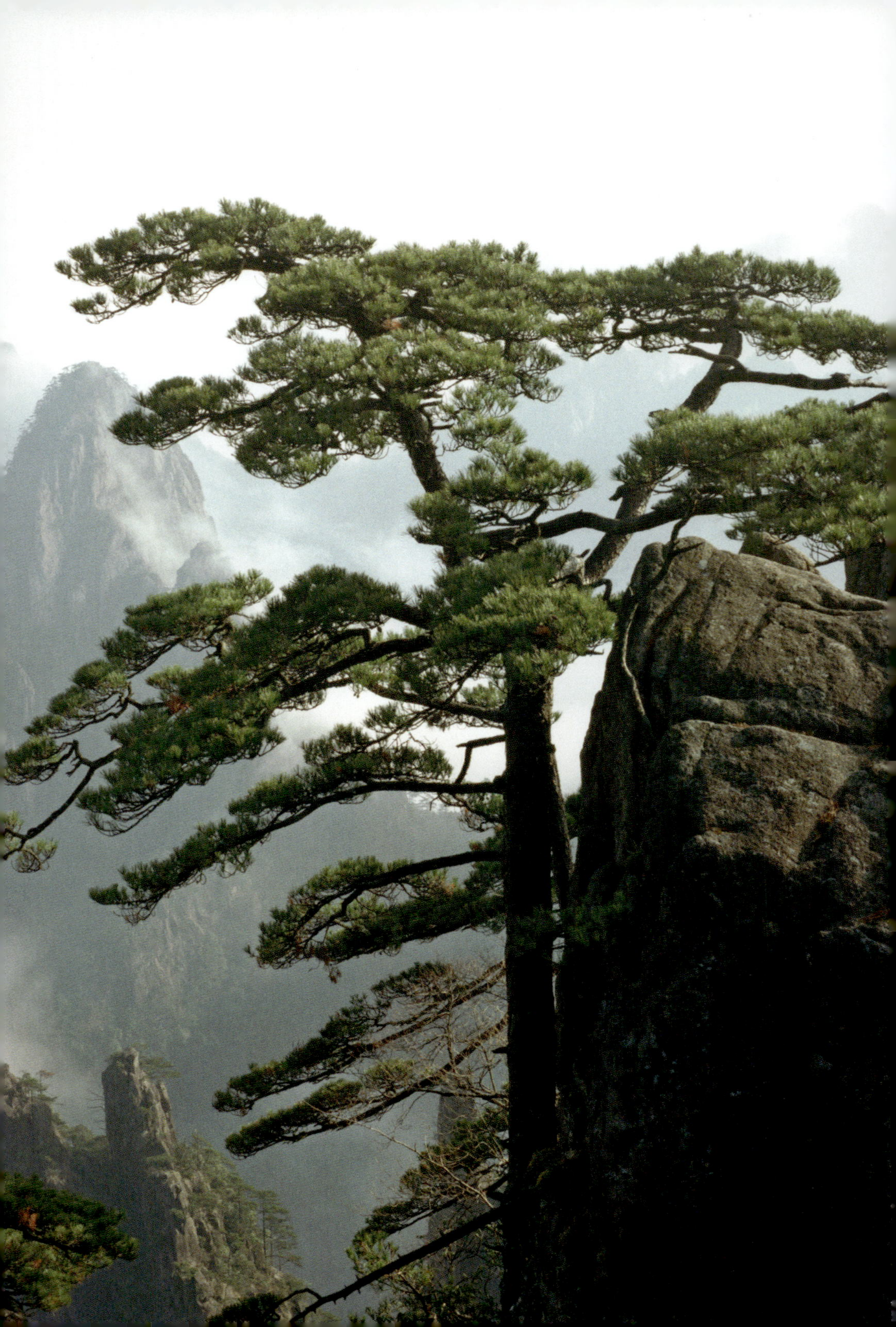

Qigong

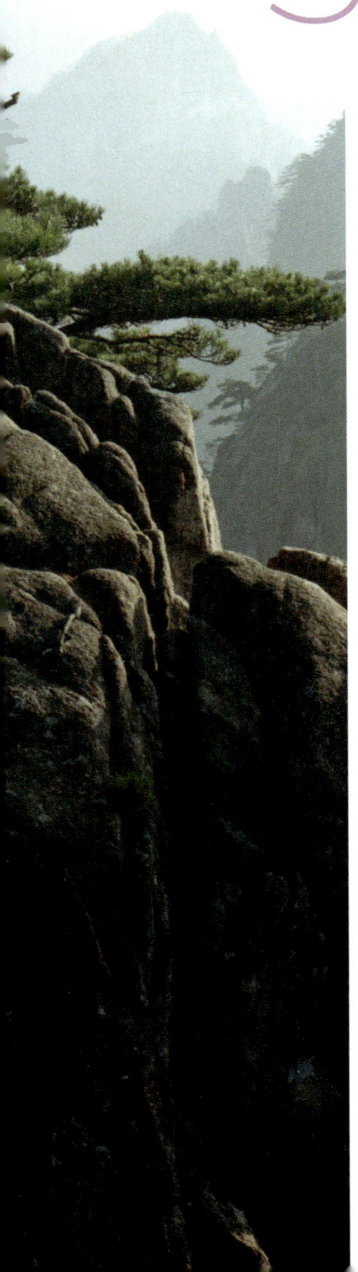

Haben Sie heute schon alles erledigt, was Sie sich vorgenommen haben? Eingekauft? Für die Familie gesund gekocht? Die Kinder mit intelligenzfördernden Spielen beglückt oder zu diversen AGs, Förderstunden oder Sportvereinen gefahren? Selbstverständlich sieht die Wohnung tipptopp aus, oder? Auf die paar Akten, die Sie aus dem Büro mitgebracht haben, freuen Sie sich natürlich auch. Und für heute Abend? Schon alles vorbereitet für den netten Besuch von ein paar Freunden? Prima! Dann steht auf Ihrer To-do-Liste sicherlich nicht mehr viel. Ein Besuch im Seniorenwohnstift vielleicht noch, in dem Sie sich selbstverständlich ehrenamtlich engagieren (oder war es die Jahressitzung des örtlichen Kulturvereins? Der Vorsitz im Elternbeirat?), kurz bei den Eltern vorbeischauen und nachsehen, ob alles in Ordnung ist, und, ach ja, die Bügelwäsche erledigen. Und Sport natürlich. Schließlich muss man ja mithalten können. Und was tut man nicht alles, um fit zu bleiben und all die anderen Aufgaben des Alltags so nebenher mit einem strahlenden Lächeln, einer tollen Figur und in bester Laune zu erledigen ...

Da fühlen Sie sich jetzt gar nicht so angesprochen? Von wegen strahlende Laune? Die To-do-Liste kommt Ihnen (so oder so ähnlich) bekannt vor, aber ehrlich gesagt, fühlen Sie sich abends total ausgelaugt und sinken erschöpft auf die Couch – Bügelwäsche hin oder her?

Und dann auch noch Sport? Wann denn? Mit welcher Kraft denn?

Und trotzdem: Das diffuse Gefühl, dass Sie mehr für sich und Ihre Gesundheit tun sollten, kennen Sie durchaus ...

Tatsächlich sind Sie damit nicht alleine. Aktuelle Studien, die von den Krankenkassen in Auftrag gegeben wurden, besagen, dass nahezu 50 % aller Beschäftigten den Eindruck haben, unter permanentem Zeit- und Leistungsdruck zu stehen, 20 % davon gaben an, an ihrem körperlichen und geistigen Limit zu arbeiten. In diesen Studien wurden die Belastungen, die im privaten Bereich entstehen, noch nicht einmal berücksichtigt. Und die können gewaltig sein. Denken wir an die vielen alleinerziehenden Eltern, an diejenigen, die Angehörige zu betreuen haben (und davon gibt es immer mehr), oder all die vielen Berufstätigen, die mehrere Jobs bewältigen müssen, um über die Runden zu kommen.

Natürlich fällt nicht jede Aufgabe unter „Stress" und nicht jeder, der sich – auf welchem Gebiet auch immer – engagiert, leidet unter der Belastung, dennoch ist die Zahl der Patienten, die unter stressbedingten Erkrankungen leiden, alarmierend hoch.

Im schlimmsten Fall entstehen aus dieser Überlastung echte medizinische Probleme. Sie reichen von Schlafstörungen über Erschöpfungszustände, Wirbelsäulensyndrome und erhöhte Infektanfälligkeit bis hin zu Depressionen.

Doch auch ohne richtig krank zu werden, fühlen viele sich überfordert, sind oft müde oder antriebslos und werden zusätzlich von ihrem schlechten Gewissen geplagt, weil die Kraft nicht mehr reicht, um auch noch regelmäßig Sport zu treiben.

Zum Glück können Sie aber trotzdem einiges für sich tun, das weit weniger Aufwand erfordert als Sie vermuten, um einer Überlastung vorzubeugen und einen Ausgleich zu finden zu den vielfältigen Aufgaben des Alltags. Etwas, das Ihnen hilft, die Balance nicht zu verlieren, und das gleichzeitig auch dem Körper guttut und die Gesundheit und Beweglichkeit unterstützt.

Qigong zum Beispiel. Diese sanfte und trotzdem hocheffektive Bewegungslehre findet immer weitere Verbreitung. Obwohl Jahrtausende alt, hat sie nichts von ihrer Aktualität eingebüßt und schon lange in unseren westlich modernen Lebensstil Eingang gefunden.

Die meisten denken vermutlich zunächst einmal an Fernsehaufnahmen aus China, die Menschen in Parks zeigen, die sich in Zeitlupe synchron nach irgendeiner geheimnisvollen Choreografie bewegen. Was daran „Sport" sein soll, erschließt sich Ihnen nicht, aber dass es gesund sein soll, haben Sie schon oft gehört.

Und richtig: Qigong ist nicht nur „typisch asiatisch" oder nur für „Freaks" interessant, für Menschen, die sich in esoterisch verbrämte Welten flüchten, oft belächelt und nicht verstanden, sondern es ist gerade für den modernen Menschen von heute eine wunderbare Unterstützung für das geistige und körperliche Wohlbefinden. Und damit ist tatsächlich jeder gemeint: unabhängig von Geschlecht, Alter oder körperlichen Voraussetzungen – jeder kann von dieser asiatischen Bewegungslehre profitieren. Was Qigong genau ist, wo seine Wurzeln liegen und wie und warum es hilft, werden wir uns in den folgenden Kapiteln näher ansehen.

Im praktischen Teil und auf der beiliegenden DVD führt Elfi Hoffmann Sie professionell und mit viel Erfahrung durch „Die 18 Bewegungen des Tai Chi-Qigong", die sie auch in ihren Se-

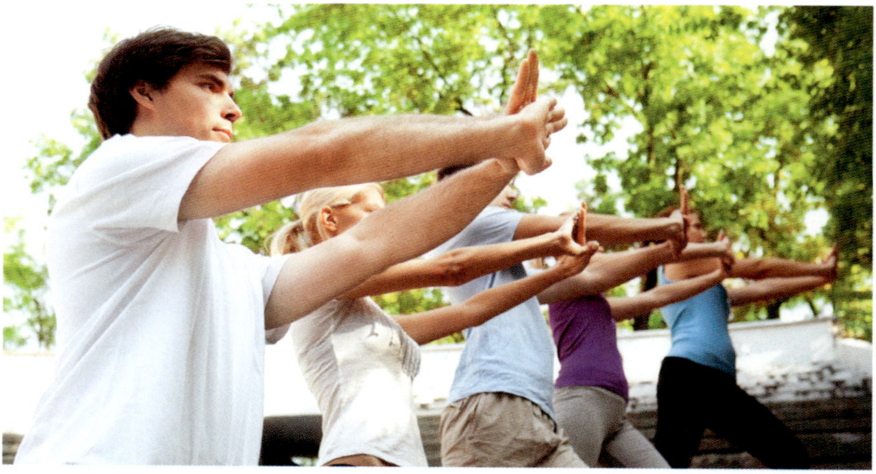

minaren südlich von München lehrt. Schritt für Schritt erlernen Sie die ruhigen und harmonischen Bewegungen und wie Sie sie zu einer fließenden Sequenz zusammenführen.
Erleben Sie die wohltuende Kraft dieser traditionsreichen Übungen und gelangen Sie mit Qigong zu Entspannung und Gelassenheit, zu neuer Energie und zu mehr Willensstärke.

1. Qigong – was es ist und wo es herkommt

1.1 Qigong – uralt und doch modern

Qigong hat in China eine lange Tradition. Bereits in „Die Medizin des Gelben Kaisers", einem der ältesten Standardwerke der chinesischen Medizin aus dem 3. Jahrtausend v. Chr., sollen erste Formen dieser heilsamen Bewegungen als Therapiemittel erwähnt worden sein.

Auch im „Zhuangzi", einem philosophischen Werk, das um 350 v. Chr. entstand und zumindest in Teilen dem chinesischen Philosophen und Dichter Zhuang Zhou zugeschrieben wird und die wesentlichen Lehren des Daoismus enthält, werden die Übungen angedeutet. Aus der Han-Dynastie (206 v. Chr. bis 220 n. Chr.) existieren sogar zahlreiche Seidenbilder, auf denen Qigong-Übende dargestellt werden. Der Begriff „Qigong" wurde allerdings erst später, in der Jin-Dynastie (265 bis 402 n. Chr.), für bestimmte Übungen der Kampfkunst verwendet und geht auf den daoistischen Philosophen Xu Xun zurück.

Qigong hat eine lange Tradition

Qigong spielte also nicht nur in der Gesundheitsvorsorge eine bedeutende Rolle, sondern war fester Bestandteil religiöser Riten und diente zusätzlich der geistigen und körperlichen Ertüchtigung nach den Lehren des Daoismus. Aber auch die Philosophie des Konfuzius fand Eingang in Qigong, und sogar die Lehren des Buddhismus spiegeln sich in dieser Bewegungskunst wider. Dementsprechend wurde es vornehmlich in den Klöstern gelehrt, dort im Laufe der Zeit weiterentwickelt und den aktuellen Bedürfnissen entsprechend angepasst.

Den rein gesundheitlichen Aspekt erhielten die Übungen unter dem Namen Qigong erst in den 1950er-Jahren durch den chinesischen Arzt Liu Guizhen, der den heilsamen Effekt erkannte und sie gezielt zur Behandlung der unterschiedlichsten Krankheiten einsetzte. Damals gelangte diese asiatische Bewegungslehre auch nach Europa. Viele Europäer kamen auf ihren Reisen in den Fernen Osten erstmals mit Qigong in Berührung und brachten es als neue und effektive Heilmethode mit in die Heimat. Ebenso trugen chinesische Lehrmeister, die nach Europa kamen, zu ihrer Verbreitung bei.

Qigong passt sich an die Bedürfnisse an

Das „eine" oder gar „richtige" Qigong gibt es demzufolge nicht. Es entstanden und entstehen zahlreiche Varianten, die in unzähligen Instituten, Vereinen oder Verbänden gelehrt werden.

Die Vielfalt ist beeindruckend. Grob unterscheiden lassen sich „stilles" und „bewegtes" Qigong, „hartes" oder „weiches". Manche Stile werden sogar im Sitzen oder Liegen ausgeübt, und es gibt Sonderformen, die man zunächst gar nicht mehr als Qigong erkennt, Augen-Qigong zum Beispiel oder Atem-Qigong.

Je nach Kategorie steht mal der gesundheitliche Aspekt im Vordergrund, mal der der Abhärtung; bei einigen ist das Hauptziel, körperliche Beschwerden zu lindern, bei anderen geht es mehr darum, den Geist zu beruhigen. Die Art der Bezeichnung verrät meist, welcher Aspekt im Mittelpunkt der jeweiligen Praxis steht: Die Formen des „stillen" Qigong zielen eher auf die geistige Harmonie ab, „bewegtes" auf körperliche Aspekte, „weiches" Qigong findet in der Gesundheitsvorsorge und Rehabilitation große Verbreitung, und „hartes" Qigong betont den Fitness-Aspekt und enthält viele Elemente aus den asiatischen Kampfsportarten. Ihnen gemeinsam aber ist stets die ganzheitliche Betrachtung des Menschen, und alle eint das Ziel, die Lebenskraft, das „Qi", das ein ganz zentraler Begriff des asiatischen Welt- und Menschenbildes ist, in einen ungehinderten Fluss zu bringen und zu stärken.

1.2 Qigong als eine der fünf Säulen der TCM

Obwohl uns die Denkungsart, auf der Qigong beruht, fremd und unverständlich erscheint, sind inzwischen sogar viele westliche Schulmediziner von der Wirksamkeit der Übungen überzeugt und integrieren sie in ihre Behandlung. Gerade bei Krankheiten, die psychosomatischen Ursprung haben, Depressionen beispielsweise oder Burn-out, ist die Wirksamkeit der meditativen und kontrollierten Bewegungen längst vielfach erprobt und wissenschaftlich bewiesen.

In der Traditionellen Chinesischen Medizin (TCM) ist Qigong natürlich schon seit jeher ein fester Bestandteil der Behandlung und neben Kräuterrezepturen, Akupunktur und Moxibustion, Tuina Anmo (das ist eine spezielle Massage) und der richtigen Ernährung eine der „fünf Säulen", auf denen sie beruht. Anders als in der westlichen Schulmedizin wird der

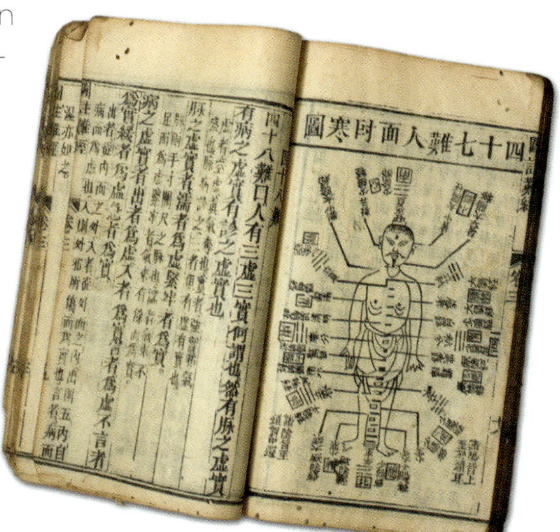

Mensch ganzheitlich und als komplexes System verstanden, dessen Gesundheit eng mit der ungehinderten und harmonischen Fließkraft des „Qi" verbunden ist. Krankheiten werden dementsprechend stets als eine Störung des Qi-Flusses verstanden, verursacht durch Blockaden, die durch eine ganzheitliche Behandlung beseitigt werden müssen, mit dem Ziel, die Harmonie und Balance im Qi-Fluss wiederherzustellen.

Sicherlich kennen auch Sie die Bilder aus chinesischen Parks, in denen sich frühmorgens zahlreiche – oft ältere – Menschen treffen und gemeinsam üben. Die chinesische Regierung fördert seit dem Ende der Kulturrevolution in den 1970er-Jahren die Verbreitung sogar intensiv, weil sich Qigong als kostengünstige Methode erwiesen hat, die Volksgesundheit zu unterstützen. Qigong wird sogar an Universitäten gelehrt und seine Wirkung wissenschaftlich untersucht. Dabei ist nicht von „dem einen Qigong" die Rede: Die Übungen wurden seit jeher immer wieder abgewandelt und weiterentwickelt. Sie unterliegen Modeströmungen ebenso wie unterschiedlichen philosophischen Ansätzen und werden auf vielfältige Art gelehrt. Immer aber haben sie das Ziel, das „Qi" des Menschen auszugleichen und zu stärken.

1.3 Qi – der Stoff, aus dem die Welt besteht

Qigong, oftmals auch in der Schreibweise Qi Gong oder Chigong, bedeutet wörtlich „Mit Qi arbeiten" oder „Die Fähigkeit, das Qi zu nutzen" und umfasst Bewegungs-, Meditations- und Konzentrationsübungen, die dazu dienen, Körper und Geist zu stärken und miteinander in Einklang zu bringen. Im chinesischen Verständnis sollen sie den Fluss des Qi regulieren und harmonisieren.

Qi ist die Melodie des Universums

„Qi" (man spricht es „tschi") ist für Nicht-Asiaten ein sehr schwierig zu verstehender Begriff. Oft wird er mit „Lebenskraft" übersetzt, auch mit „Energie", allerdings erfasst das nicht die vollständige Bedeutung, die diesem Begriff dem chinesischen Verständnis nach innewohnt. Das Qi, so hat es ein chinesischer Arzt einmal versucht zu beschreiben, ist *die Melodie des Universums*. Alles, was existiert, besteht aus Qi, ob wir es sehen können oder nicht. Der chinesische Philosoph Laotse lehrte, dass „das Qi aus dem Universum geboren" werde.

Unsere Übersetzungen erfassen also nur Teilaspekte der Bedeutung. Eine eindeutige und umfassende Definition, die unserem westlichen und vom Verstand geprägten Denken gerecht wird, lässt sich kaum formulieren. Im chinesischen Denken ist dies allerdings auch völlig überflüssig, da sich Qi ohnehin im permanenten Wandel befindet.

Wie sehr Qi der chinesischen Auffassung nach in allem gegenwärtig ist, zeigt sich zum Beispiel in der Annahme, dass jeder Ort sein eigenes Qi hat: In den Häusern ist das Qi im Arbeitszimmer anders als zum Beispiel in Schlafräumen, in Bädern oder Küchen. Ist das Qi im Schlafzimmer gut zum Ausruhen, ist es gleichzeitig jedoch ungeeignet zum Arbeiten und umgekehrt. Auch jede Landschaft ist von einer eigenen Qi-Qualität geprägt: Städte mit ihrem hektischen Treiben, Wälder in ihrer stillen Erhabenheit, Berge, die unter einer ewigen Schneedecke ruhen, oder Küsten, die das Meer und der Wind formen. Sie alle sind so, wie sie sind, weil das Qi genau so darin wirkt.

Wer sich mit der Traditionellen Chinesischen Medizin beschäftigt, kennt die Sichtweise, dass auch alle Lebensmittel aus Qi bestehen und – je nach Qualität des Qi – die Eigenschaften

„scharf", „sauer", „süß", „bitter" oder „kühl" besitzen. Dadurch erklärt sich, dass die Auswahl der richtigen Nahrungsmittel im Hinblick auf deren Qi-Qualität auch ein probates Mittel ist, um einen spezifischen Mangel gezielt auszugleichen.

In logischer Konsequenz ist auch der Mensch vom Qi geprägt: sein Charakter, sein Aussehen, sein Verhalten und letztlich auch seine Gesundheit geben Auskunft über die Beschaffenheit des Qi, das ihm innewohnt.

Ist der Mensch gesund und im seelischen und geistigen Gleichgewicht, „zirkuliert" das Qi ruhig und ausbalanciert auf den Meridianen, den Energie-Leitbahnen, die uns aus der Akupunktur bekannt sind. Kommt es aber zu Störungen, die dazu führen, dass der Qi-Fluss blockiert und das Qi stark geschwächt wird oder zu schnell oder zu langsam fließt, wird der Mensch krank. Er ist dann anfällig für krankmachende Einflüsse – in der TCM werden sie mit „Kälte", „Feuer" oder „Wind" bezeichnet –, gegen die sich der Körper nicht mehr wehren kann.

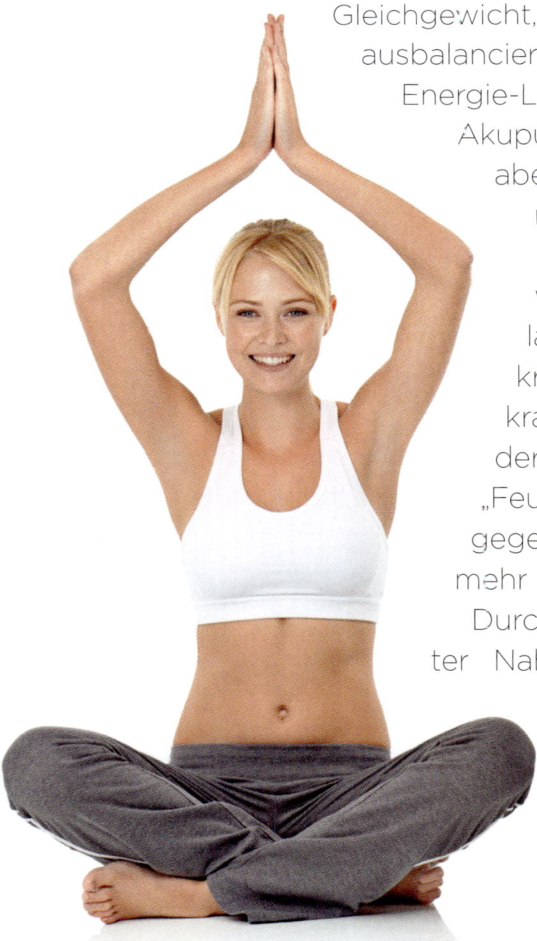

Durch die Aufnahme geeigneter Nahrung, durch Aufenthalte in der Natur, die als besonders Qi-reich gilt, durch Schlaf, naturheilpraktische Behandlungen oder eben bestimmte Körperübungen kann der Qi-Fluss reguliert, das Qi bei Bedarf gestärkt oder eben abgeleitet werden, um die Harmonie und damit die Gesundheit wiederherzustellen.

Gerade Qigong oder Tai Chi sind demnach besonders geeignet, durch ritualisierte Bewegungen Qi aufzunehmen oder abzuleiten, und der permanente Wechsel zwischen diesen aufnehmenden und abgebenden Bewegungen im Sinne des Yin & Yang machen das Prinzip auf körperlicher Ebene für den Übenden sichtbar und spürbar.

Yin & Yang sind ebenfalls zwei Begriffe, die in der asiatischen Denkweise eine Selbstverständlichkeit darstellen, für uns Europäer aber einer Erklärung bedürfen.

Da die Qigong-Übungen darauf basieren und ihre Wirksamkeit von der Wahl der Übungen abhängt, wollen wir diesen Aspekt ein wenig genauer ansehen.

1.4 Yin & Yang – das Prinzip der Polarität

Im chinesischen Weltverständnis stehen das Universum und die gesamte Schöpfung im Spannungsfeld zweier Pole, die zwar gegensätzlich konzipiert sind, sich gleichzeitig jedoch auch gegenseitig bedingen und wechselseitig hervorbringen. Das eine kann ohne das andere nicht existieren. Zusätzlich ist der stetige Wandel ein ganz typisches Merkmal dieses Prinzips: Nichts bleibt, alles verändert sich, vergeht und entsteht neu.

Schon vor über 2500 Jahren wurde dieses Weltprinzip im „Buch der Wandlungen“, das als „I-Ging“ oder auch „Yijing“ bekannt ist, beschrieben. Es ist vermutlich der älteste klassische chinesische Text und besteht aus einer Sammlung von Strichzeichnungen, sogenannten Hexagrammen, die einer ganz bestimmten Systematik folgen, und dazugehörigen Sprüchen. Man vermutet, dass sie aus einer ganz frühen Orakelpraxis hervorgegangen sind.

In der Yin-Yang-Philosophie heißt es: „Das EINE (Tao) erschafft die ZWEI." Gemeint sind die Kräfte Yin & Yang, die im permanenten Wechselspiel eine spezielle Energie, nämlich das uns schon bekannte Qi, erschaffen, aus dem alles Leben entsteht. Dabei darf man diese Kräfte keinesfalls wertend verstehen. Die eine Kraft ist also nicht „gut" und die andere „schlecht", beide sind notwendig und haben ihre Berechtigung. Auch wenn sie in ständiger Interaktion miteinander wachsen und wieder vergehen, ist der Idealzustand jedoch immer eine Balance zwischen den beiden. Dargestellt wird diese Symbiose in dem Symbol des Kreises, der durch einen geschwungenen Bogen geteilt ist. Die eine Hälfte ist weiß, mit einem schwarzen Punkt, die andere schwarz mit einem weißen Punkt. Damit soll ausgedrückt werden, dass nur in der ausgewogenen Kombination beider Kräfte etwas Vollkommenes entstehen kann und jedes doch auch wiederum sein Gegenteil schon in sich trägt.

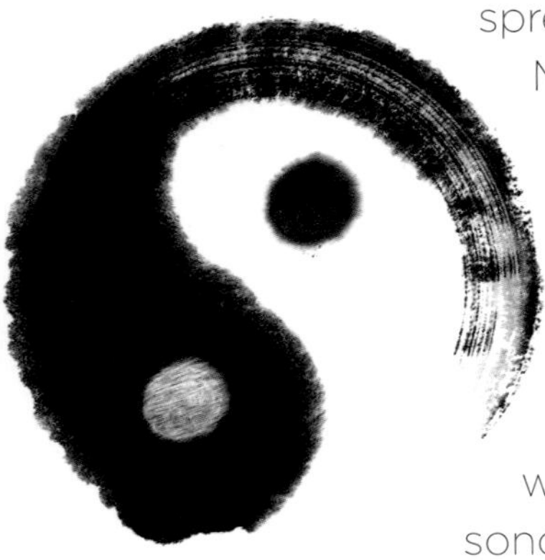

Yin steht dabei für das Weibliche und gilt dementsprechend als empfangend und passiv. Der Mond ist das Sinnbild dafür, ebenso die Dunkelheit. Yin gilt als absteigend, sinkend und kühl.

Als Gegenpol dazu steht Yang dementsprechend für das Männliche, gilt als aktiv, warm, steigend und antreibend und wird sinnbildlich mit Helligkeit und ganz besonders mit der Sonne in Verbindung gebracht.

Beispiele für diese Polarität finden sich überall:

- Tag und Nacht
- trocken und feucht
- Sommer und Winter
- heiß und kalt
- rechts und links
- einatmen und ausatmen
- oben und unten
- männlich und weiblich
- Geburt und Tod
- Zeit und Raum
- Zeiten, in denen es uns gut geht, und solche, in denen es uns schlecht geht
- Gewinn und Verlust
- hell und dunkel

usw.

Und da dieses Prinzip überall wirkt, lässt es sich auch auf den Menschen übertragen. Nur wenn das Leben in einem ausgewogenen Kräfteverhältnis von Yin & Yang geführt wird, ist der Mensch gesund. Mit anderen Worten: Wo Yin-Kräfte wirken, spiegelt sich das auch in unseren Aktivitäten, wo Yang-Kräfte wirken natürlich ebenso.

Schlafen gilt als „yin", und wir tun es in der Nacht, die ebenfalls eine Yin-Kraft ist. Analog dazu sind wir am Tag, der von einer Yang-Kraft charakterisiert wird, aktiv, also ebenfalls „yang". Dieses Prinzip lässt sich entsprechend auf alle Gegensatzpaare anwenden, die wir weiter oben aufgezählt haben und die Ihnen vielleicht zusätzlich noch eingefallen sind.

Wichtig für das Verständnis dieser Denkungsart, die dem Qigong zugrunde liegt, ist es, zu wissen, dass alles, was existiert, sowohl Yin- als auch Yang-Eigenschaften besitzt. Im Idealfall sind sie ausbalanciert, und erst in dem Moment, in dem eine der beiden Kräfte dominiert, tritt die Eigenschaft der dominierenden Kraft zutage.

Trotz aller Gegensätzlichkeit schließen sich Yin & Yang aber nicht aus, im Gegenteil, sie ergänzen sich, gehen auseinander hervor und haben in Relation zueinander mal Yin- und mal Yang-Eigenschaften. Gegenstände können beispielsweise kühl im Vergleich zu anderen sein, zu dritten hingegen aber wärmer als diese, sind im einen Fall also „yin“ und im anderen „yang“. Im Grunde gibt es also kein absolutes und reines Yin oder Yang. Sie sind immer relativ und im ständigen Wechsel begriffen.

Tao: Das EINE erschafft die ZWEI

Aus dieser Erkenntnis ergeben sich die *fünf Prinzipien des Yin & Yang*, wie sie in der chinesischen Philosophie seit jeher gelehrt werden:

1. **Prinzip:** Alles Existierende hat sowohl einen Yin-Aspekt als auch einen Yang-Aspekt.
2. **Prinzip:** Jeder Yin- und jeder Yang-Aspekt lässt sich seinerseits wiederum in Yin- und Yang-Anteile unterteilen und diese ihrerseits ebenfalls usw.
3. **Prinzip:** Yin & Yang erschaffen sich gegenseitig.
4. **Prinzip:** Yin & Yang verwandeln sich permanent gegenseitig in ihr Gegenteil.
5. **Prinzip:** Yin & Yang sind wechselseitig bestrebt, im Gleichgewicht zu bleiben.

Dies alles drückt das Yin-Yang-Symbol aus. Eigentlich bedeuten Yin & Yang „die schattige und die sonnige Seite eines Hügels". Diese Bedeutung wurde aber rasch auf „Licht und Schatten" erweitert, wobei das eine bekanntlich ja nicht ohne das andere sein kann, und symbolisiert so eine ganze Weltsicht.

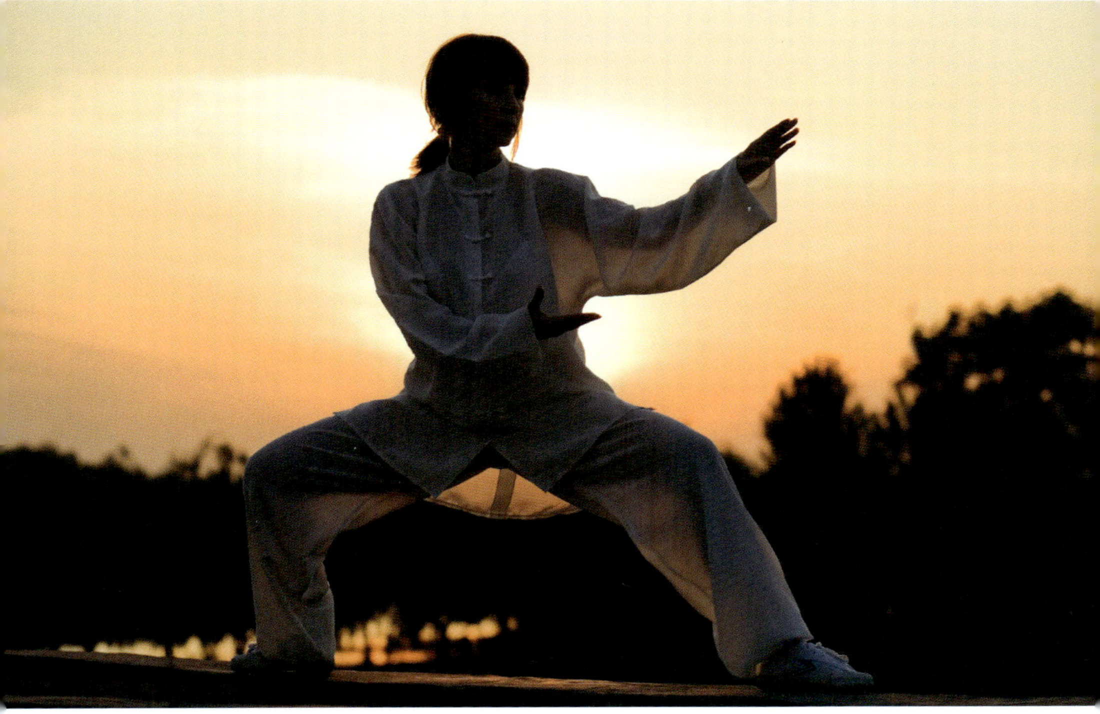

1.5 Yin & Yang im Menschen

Das Yin-Yang-Prinzip findet sich gemäß der Traditionellen Chinesischen Medizin (TCM) auch im menschlichen Körper. Den Organen werden je nach Funktion Yin- oder Yang- Eigenschaften zugeordnet. Yin sind dabei die Organe, die Nährstoffe oder Energie speichern, wie beispielsweise die Milz oder auch die Leber, Yang hingegen diejenigen, die sie aufspalten, transformieren oder ganz allgemein eine Verbindung nach außen haben, wie das zum Beispiel beim Kopf, aber auch beim Magen der Fall ist. Hier greift ebenfalls das Prinzip der Wechselseitigkeit: Jedem Yin-Organ ist ein Yang-Organ zugeordnet. Jede Störung des einen hat Auswirkungen auf das andere. Gesundheit bedeutet, Yin & Yang sind ausgeglichen, Krankheit weist auf ein Ungleichgewicht dieser beiden Kräfte hin.

Auf diesem Verständnis beruhen alle Behandlungsmethoden der Traditionellen Chinesischen Medizin. Für den Behandlungserfolg ist es deshalb elementar wichtig herauszufinden, wodurch das Ungleichgewicht entstanden ist. Chinesische Ärzte unterscheiden zwischen *vier verschiedenen Konstellationen zwischen Yin & Yang*:

1. Yin überwiegt.
2. Yin ist geschwächt.
3. Yang überwiegt.
4. Yang ist geschwächt.

Das klingt zunächst nach „Erbsenzählerei", trotzdem ist die Schwäche des einen nicht zwangsläufig dasselbe wie das Überwiegen des anderen, und das wirkt sich auf die Wahl der Behandlung aus. Erst wenn der Arzt die Ursache des Ungleichgewichts analysiert hat, wird er die entsprechende Maßnahme verordnen und analog den vier Yin-Yang-Konstellationen eine der *vier Behandlungsprinzipien der TCM* wählen:

1. Yin ableiten
2. Yin stärken
3. Yang ableiten
4. Yang stärken

Vermutlich wundert es Sie jetzt auch nicht mehr, dass sogar die Krankheitssymptome in das Yin-Yang-Prinzip eingeteilt werden.

In den *Yin-Symptomen* kommt wieder das Kalte, Feuchte, Sinkende zum Tragen:

- Frieren
- Erschöpfung
- Sekretion
- chronische Krankheitsverläufe

In den *Yang-Symptomen* hingegen manifestieren sich die Eigenschaften heiß, trocken, aufsteigend. Beispiele dafür sind:

- Fieber
- Erregung
- Unruhe
- akute Erkrankungen

Jetzt erklären sich auch die oben genannten vier Behandlungsprinzipien, denn es besteht ein Unterschied in der Behandlung, ob ein Erregungszustand behandelt werden muss (Yang ableiten) oder ein Erschöpfungszustand (Yin stärken), auch wenn die Symptomatik sich nur geringfügig unterscheiden kann.

1.6 Die fünf Elemente und ihre Wandlungsphasen

Nun fehlt noch ein Aspekt, der tief im chinesischen Denken verwurzelt ist und sich in den Qigong-Übungen widerspiegelt: Basierend auf dem Wechselspiel von Yin & Yang und nicht davon zu trennen sind die fünf Elemente und ihre dazugehörigen Wandlungsphasen, wie sie die chinesische Philosophie unterscheidet.

So werden nicht nur die Elemente Holz, Feuer, Erde, Metall und Wasser unterschieden, sondern diesen bestimmte Eigenschaften zugeschrieben, welche wiederum für die Charakterisierung der grundlegenden menschlichen Charaktertypen verwendet werden.

Da im chinesischen Verständnis aber nichts als unveränderlich hingenommen wird, sondern einem steten Wandel unterliegt, bedingen diese fünf Elemente sich gegenseitig und bringen einander hervor.

Ein eingängiges Bild dafür findet sich in dem sogenannten „Nährungszyklus der Natur“:

Feuer wird mit Holz „genährt“,
verbranntes Holz (also Asche) nährt den Boden,
fruchtbare Erde bringt Metalle (Erze) hervor,
Metalle reichern Wasser an,
Wasser nährt Pflanzen (Holz),
und der Zyklus beginnt erneut.

Dieses Zyklische finden Sie in allen Qigong-Übungssequenzen. Jede bewusst und konzentriert ausgeführte Bewegung „nährt“ die nächste Bewegung, die in der Regel aus einer Gegenbewegung besteht, und so verwandelt sich eine aufsteigende Bewegung in eine sinkende, einem Schritt nach vorne folgt einer zurück und die Abwehrbewegung bereitet die nächste, aufnehmende Bewegung vor, „nährt“ sie also in gewisser Weise.

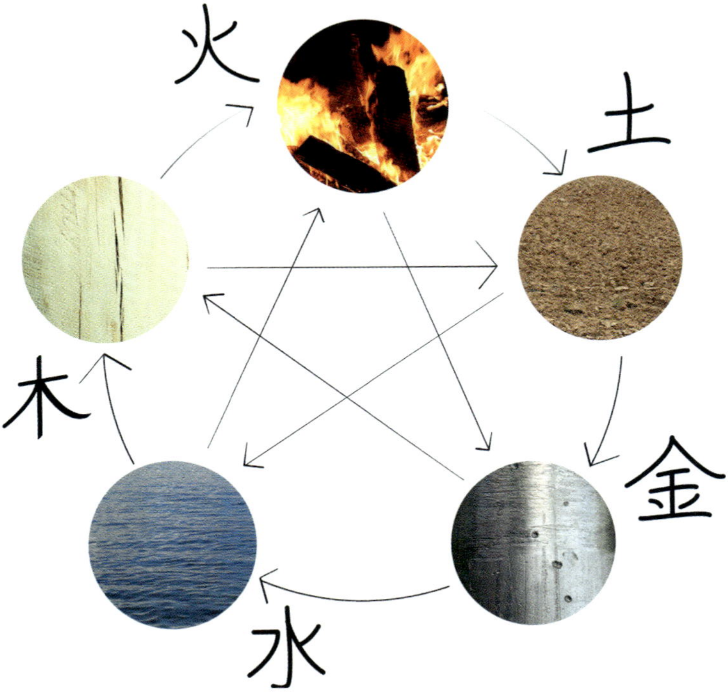

1.7 Welches Qigong ist das richtige?

Die meisten Qigong-Übungen sehen nicht gerade spektakulär aus, und da wir üblicherweise davon ausgehen, dass wir beim Sport schwitzen und uns verausgaben müssen, um etwas „geleistet" und für unseren Körper getan zu haben, fällt es vielen so schwer zu verstehen, warum Qigong so wirksam sein soll. Die Bewegungen sind langsam, sanft, und die Choreografie dahinter erscheint uns zunächst rätselhaft und seltsam. Dennoch wirkt Qigong äußerst effektiv. Natürlich müssen Sie dafür schon ein wenig Geduld und Disziplin aufbringen. Es bedarf einiger regelmäßiger Praxis, bevor Sie spüren können, wie sehr diese sanfte Bewegungskunst Ihnen hilft, vor allem aber, bevor Sie gezielt so üben können, dass Sie genau den Nutzen daraus ziehen, den Sie gerade benötigen.

Viele leiden unter Rückenschmerzen und staunen, wie die Wirbelsäule mit der regelmäßigen Qigong-Praxis zunehmend flexibler wird, andere üben Qigong, um Verspannungen im Schulter-Nacken-Bereich zu lösen, wieder andere entdecken

Qigong als Unterstützung bei Erschöpfungszuständen, gegen Bluthochdruck, bei Depressionen oder sogar bei Krebserkrankungen.

Die Auswahl an Qigong-Übungen ist riesig, und wenn man das Prinzip einmal verstanden hat, lassen sich mit Leichtigkeit geeignete Übungen zusammenstellen, die ganz individuell und gezielt auf den Übenden und seine aktuellen Bedürfnisse abgestimmt sind. Egal ob jemand unter Rückenschmerzen leidet oder unter chronischen Beschwerden der Nebenhöhlen: Die Übungen passen genau zu der Symptomatik, und entsprechend schnell setzt die gewünschte Wirkung ein.

So sind bereits die Atemübungen des „stillen" Qigong hochwirksam, auch wenn der Übende sich nur vorstellt, das Qi gezielt auf den Meridianen durch seinen Körper zu leiten. Bei anderen Arten, zum Beispiel beim medizinischen Bei Yang Gong, wird die Wirbelsäule in alle möglichen Richtungen geneigt, gedreht und gedehnt, was ihre Beweglichkeit erstaunlich erhöht und sogar weiter in die Arme und Beine, ja selbst bis in die kleinsten Fuß- und Fingergelenke wirkt.

Sogar ein einfaches lockeres Klopfen entlang der Meridiane oder auf Akupunkturpunkte wirkt anregend auf den Organismus. Man wird wach und aktiv, die Stimmung wird positiv beeinflusst – probieren Sie es aus. Auch diese Selbstmassage ist eine Form des Qigong und wirkt erstaunlich gut.

Diese gesundheitsfördernden Einflüsse sind nicht nur subjektiv für den Übenden spürbar, sondern auch wissenschaftlich belegt: Alle Qigong-Übungen wirken positiv sowohl auf den Bewegungsapparat als auch auf das vegetative Nervensystem. Das erklärt die verbesserte Beweglichkeit im Skelett- und Muskelapparat, aber gleichzeitig auch die regulierende Wirkung auf den Blutdruck oder beispielsweise den Magen-Darm-Trakt.

Wer regelmäßig Qigong übt, spürt die positive Wirkung daran, dass er besser schläft. Frauen kommen mit der Hormonumstellung im Zuge der Wechseljahre oder mit Regelbeschwerden besser zurecht und sogar Krebspatienten berichten von einer gesteigerten Lebensqualität, die sie durch die Qigong-Praxis erreichen.

Qigong kombiniert also immer Bewegung und Entspannung. Abzuraten ist dringend von jedem falschen Ehrgeiz. Wer Qigong übt, wird nur dann davon profitieren, wenn er locker und entspannt ist und der Wirkung der einzelnen Bewegungen nachspüren kann. Wer sich dabei verausgabt, riskiert nicht nur Verletzungen, sondern hat die Wirkweise nicht verstanden und arbeitet im Grunde gegen seinen Körper.

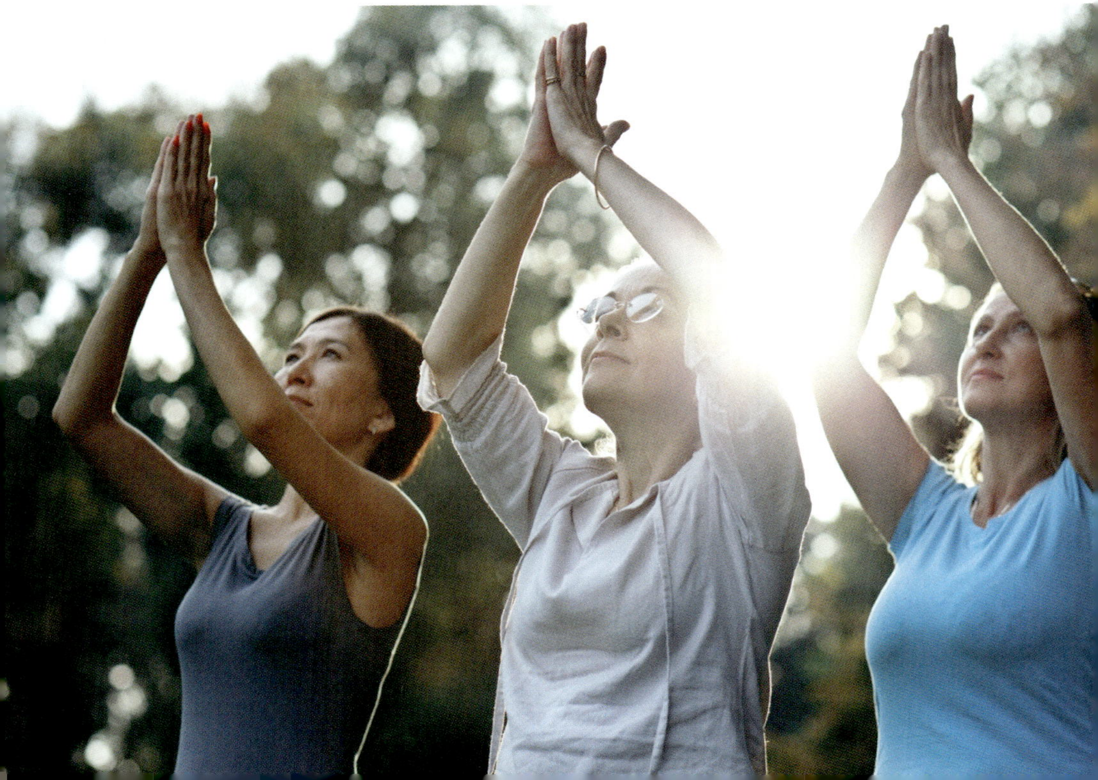

1.8 Innen wie außen

Wie aber wissen Sie nun, welche Übungen Sie gerade benötigen? Dazu müssen wir noch einmal zurück zu der Lehre von den „fünf Elementen“ und ihren Wandlungsphasen. Da in der chinesischen Philosophie diese Eigenschaften auch auf Krankheiten und sogar auf die Einteilung der Menschen in bestimmte Charaktertypen übertragen werden, ist es interessant zu verstehen, welchem Element welche Eigenschaften zugeschrieben sind. Daraus lässt sich dann ableiten, welche Maßnahmen und vor allem welche Qigong-Übungen geeignet sind, um die Balance zwischen Mangel und Überfülle wiederherzustellen.

Die „Fünf-Elemente-Lehre“ ist eigentlich eine hochkomplexe und medizinisch und philosophisch anspruchsvolle Theorie. Sie hier im Detail zu erläutern würde den Rahmen bei Weitem sprengen. Deshalb sollen Sie im Folgenden auch nur einen ganz groben Überblick erhalten:

1. Das Element Holz:

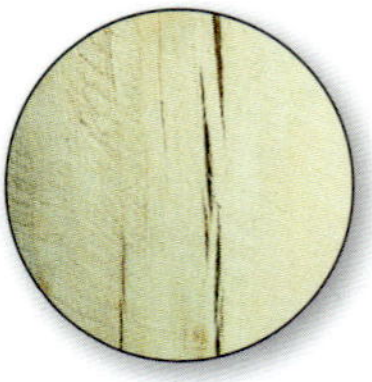

- Assoziationen: Frühling, Wind, Geburt, Wachstum, Morgendämmerung, Ausdehnung
- Eigenschaften: ranzig, sauer
- Organe: Leber, Galle, Augen, Nerven, Sehnen, Bänder, Nägel
- Charaktertyp: aktiv, zielstrebig, fleißig, impulsiv, mutig, eher ungeduldig, wird leicht wütend, verfügt über Pioniergeist, kann Menschen führen, akzeptiert aber ungern Vorschriften oder Einschränkungen von außen, der typische Manager

2. Das Element Feuer:

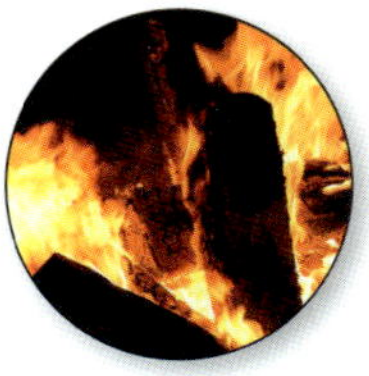

- Assoziationen: Sommer, Hitze, Entwicklung, Ausbildung, Mittag, Vollendung
- Eigenschaften: beißender Geruch, bitter
- Organe: Herz, Dünndarm, Zunge, Ohr, Arterien
- Charaktertyp: charismatisch, begeisterungsfähig, optimistisch, leicht erregbar, euphorisch, redet schnell, steht gerne im Mittelpunkt, verträumt, kein guter Planer, neigt zu Panik, Grenzen oder Trennungen bereiten Kummer, der typische Künstler

3. Das Element Erde:

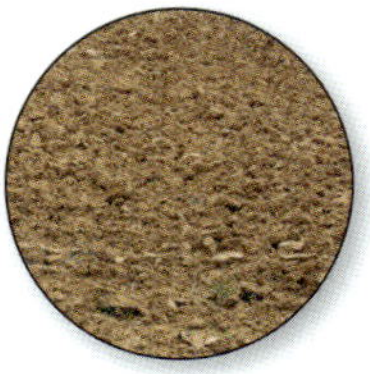

- Assoziationen: Spätsommer, Feuchtigkeit, Reife, Nachmittag, Übergang
- Eigenschaften: wohlriechend, süß
- Organe: Milz, Magen, Mund, Muskeln, Fettgewebe
- Charaktertyp: gesellig, fürsorglich, ruhig, aufmerksam, engagiert, hilfsbereit, neigt zu Unsicherheit und Antriebslosigkeit; Unabhängigkeit und Veränderungen verursachen Angst, der typische Sozialarbeiter

4. Das Element Metall:

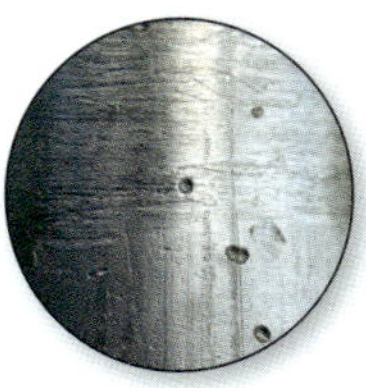

- Assoziationen: Herbst, Trockenheit, Zerfall, Abenddämmerung, Zusammenziehung
- Eigenschaften: öliger Geruch, scharf
- Organe: Lunge, Dickdarm, Haut, Lymphe, Venen
- Charaktertyp: gewissenhaft, ehrlich, zuverlässig, methodisch, distanziert, wortkarg, stur, neigt zu Resignation, liebt Rituale und Regeln, Unordnung und Spontaneität verursachen Unbehagen, der typische Perfektionist

5. Das Element Wasser:

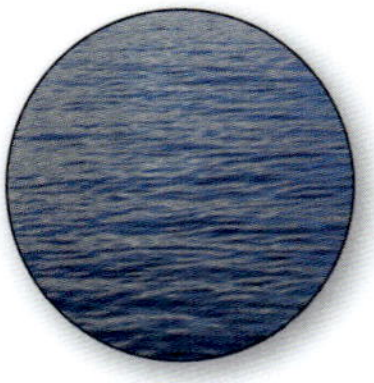

- Assoziationen: Winter, Kälte, Tod, aber auch Keimen, Mitternacht, Festigung
- Eigenschaften: fauliger Geruch, salzig
- Organe: Niere, Blase, Knochen, Zähne, Gehirn, Rückenmark, Hals, Eierstöcke, Hoden
- Charaktertyp: bescheiden, vernünftig, klarsichtig, misstrauisch, neigt zu Sarkasmus, voreingenommen, passt sich ungern an, gesellschaftliche Kontakte und Kommunikation sind nicht seine Stärke, der typische Philosoph

Natürlich ist das nur eine sehr grobe Klassifizierung und dient lediglich als Richtschnur. Darauf basierend werden in der TCM die Menschen in Yin- und Yang-Typen aufgeteilt, die jeweils von ganz unterschiedlichen Ernährungsweisen und Behandlungsmethoden profitieren.

Sie können gerne einmal versuchen herauszufinden, in welche Kategorie Sie gehören. Bitte vergessen Sie aber nicht, dass dies nur eine sehr allgemeine, polarisierende und vereinfachte Einteilung ist. Die feinen Zwischenabstufungen fehlen natürlich und obendrein ist schließlich alles im Fluss und unterliegt somit ständigen Veränderungen.

Der Yin-Typ:

- introvertiert
- bedächtig, entspannt
- wird leicht traurig, neigt zu depressiver Stimmung
- meist schlank, schwaches Bindegewebe
- neigt zu niedrigem Blutdruck, Blutarmut, Herzschwäche
- trinkt oft zu wenig; wenn, dann aber gerne heiße Getränke
- isst mit wenig Appetit, mag Rohkost, Salate, Kräutertees, Vegetarisches, Milchprodukte

Empfohlen wird: wärmende Speisen (Karotten, Walnüsse, Suppen, besonders Eintöpfe, Gebäck, Lammfleisch), scharfe Gewürze

Der Yang-Typ:

- extrovertiert
- impulsiv, schnell, ungeduldig
- neigt zu Eifersucht und Wutausbrüchen
- meist kräftig, straffes Bindegewebe
- neigt zu Herzinfarkt, Fieber, Entzündungen
- trinkt viel, gerne kalte Getränke
- isst mit gutem Appetit, mag Fleisch, Gebratenes, scharfe Gerichte.
  Empfohlen wird: kühlende Speisen (Gurken, Melone, Obst, Rohkost, Salat)

Vermutlich wird es schwierig sein, sich einem der beiden Typen zuzuordnen. Die meisten Menschen bewegen sich irgendwo zwischen den beiden Polen. Es wird aber deutlich, dass zu jedem Mangel und jedem Übermaß immer eine ausgleichende Maßnahme empfohlen wird, um letztlich wieder ein Gleichgewicht zwischen den Yin- und Yang-Kräften herzustellen.

Dieses stetige Geben und Nehmen mit dem Ziel der inneren und äußeren Harmonie bildet die Grundlage für die Weltsicht und das Verständnis dafür, wie Krankheiten entstehen und wie Gesundheit erhalten werden kann. Dabei entscheidet die Kombination verschiedener Faktoren über die notwendige Behandlung. Jeder TCM-Arzt berücksichtigt deshalb neben der angeborenen Konstitution und eventuellen Familienkrankheiten auch den emotionalen und geistigen Zustand seiner Patienten, erfragt Ernährungsgewohnheiten, berücksichtigt das Umfeld, also die Lebensumstände, die Arbeitssituation und Umweltfaktoren, deren Einflüssen man ausgesetzt ist, und lässt auch eventuelle Traumen (zurückliegende Krankheiten, Unfälle, emotionale Verletzungen) ebenso wenig außer Acht wie den Umgang mit Drogen und Genussmitteln aller Art.

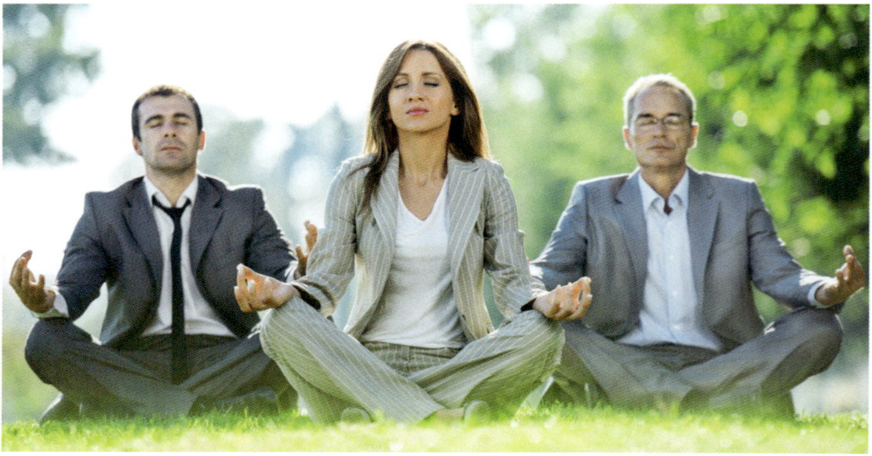

In den Qigong-Übungen finden Sie das gleiche Prinzip. Mit allen Übungen werden Mängel ausgeglichen, oder es wird abgeleitet, was zu viel vorhanden ist und deshalb krank macht. Ziel ist immer eine Harmonie, ein Gleichgewicht zwischen den Kräften, denn nur dann kann die Lebensenergie frei fließen.

In „Die 18-fache Methode des Taiji-Qigong", die wir Ihnen im anschließenden praktischen Teil und detailliert auf der beiliegenden DVD vorstellen, haben Sie eine ausgezeichnete Auswahl derartiger Übungen.

Die ruhigen, fließenden und ineinander übergehenden Bewegungen beruhigen den Atem und den Geist und wirken so bereits auf den ganzen Körper. Die Muskeln werden abwechselnd angespannt und entspannt – nachweislich fördert das den Blutstrom im Körper bis hinein in die Zehen und Fingerspitzen. Die Gelenke werden gelockert, sie erhalten wieder mehr Platz, ebenso die Sehnen und das Fasziengewebe. Der Übende wird beweglicher und nimmt eine bessere Körperhaltung ein, was sich wiederum automatisch positiv auf die geistige Haltung und das seelische Befinden auswirkt. Wer sich äußerlich aufrichtet, richtet sich auch innerlich auf. Wer den Blick hebt, hebt die Stimmung. Wer die Schultern strafft, strafft auch den Geist. Innen wie außen – das Prinzip wirkt.

Die Nährstoffe, die im Blut transportiert werden, gelangen wieder bis in jede Zelle. Durch die Atem- und Meditationsübungen entspannen Sie nicht nur den Geist, sondern lernen, mithilfe der Vorstellungskraft die Lebensenergie, das Qi, gezielt durch den Körper zu lenken. So aktivieren Sie die Selbstheilungskräfte Ihres Körpers und lösen nach und nach Blockaden und Verspannungen.

Da Sie die Übungen immer und nahezu überall ausführen können und keine besondere Ausrüstung dafür benötigen, werden Sie den größten Nutzen daraus ziehen, wenn Sie regelmäßig ein paar Übungseinheiten einplanen. Lieber zwei Mal täglich nur ganz kurz, als mit großen Abständen stundenlang. Selbst auf dem Weg zur Arbeit, in der Mittagspause oder beim Einkaufen lässt sich die eine oder andere Übung „einbauen“. Versuchen Sie es, machen Sie es sich zur Gewohnheit, täglich ein paar Minuten Qigong zu üben und auf diese Weise viel für Ihre Gesundheit zu tun. Lernen Sie die Übungen langsam und in kleinen Schritten auswendig. Durch die Wiederholungen werden sie Ihnen nach und nach „in Fleisch und Blut“ übergehen. Das trainiert nicht nur den Körper, sondern auch zusätzlich den Geist. Sie werden im Laufe der Zeit merken, wie sehr Sie damit innere Anspannungen abbauen können, wie Sie beweglich bleiben und Körper, Geist und Atem in Einklang sind. Wir wünschen Ihnen viel Freude beim Üben und danken Ihnen, dass wir Sie ein Stück dabei begleiten dürfen.

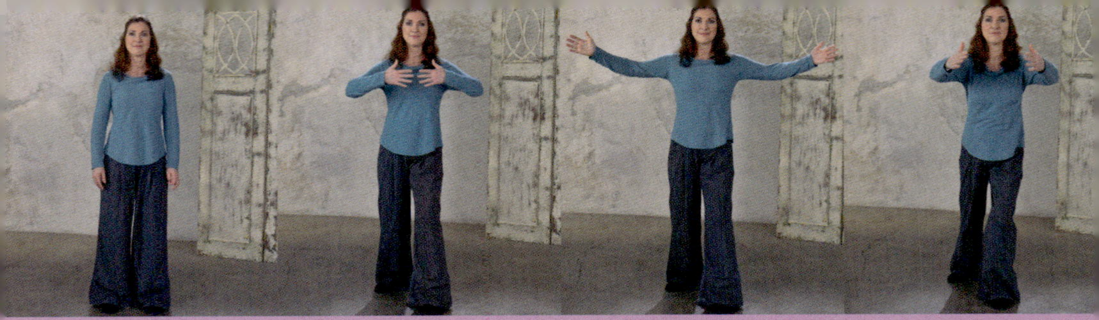

2. Der praktische

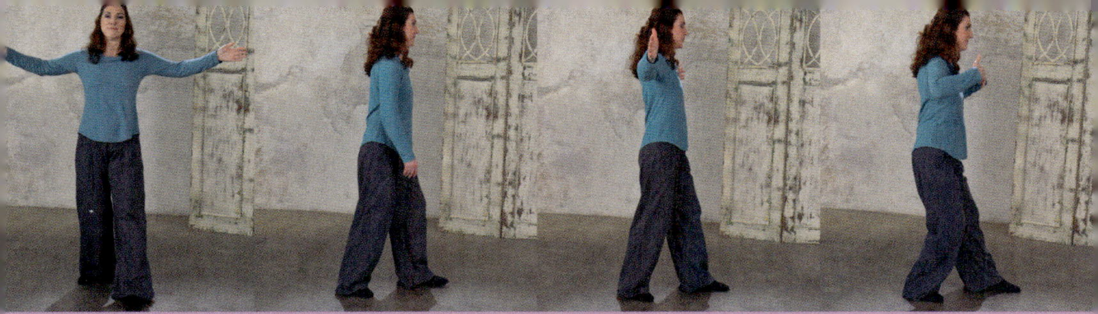

Teil: Die 18-fache Methode

Die „18-fache Methode des Taiji-Qigong", die wir Ihnen hier und auf der beiliegenden DVD vorstellen, ist eine moderne und weitverbreitete Übungsfolge. Sie enthält sanfte, harmonische und vor allem viele spiralförmige Bewegungen, die mit dem Atem synchronisiert werden. Dadurch wirkt sie beruhigend auf den Geist, reguliert das Herz-Kreislauf-System, stärkt die Immunabwehr und fördert die Beweglichkeit der Muskeln, Bänder und Gelenke. Sie erhalten also eine Übungssequenz, die universell einsetzbar ist und von der Sie auf jeden Fall profitieren werden – auf geistiger, seelischer und körperlicher Ebene.

Als Teil der TCM wird sie sogar bei zahlreichen Beschwerden als erprobtes Therapiemittel eingesetzt:

- bei Beschwerden im Bewegungsapparat, wie zum Beispiel Bandscheibenschäden, HWS-Syndrom oder Ischias
- bei Herz-Kreislauferkrankungen oder nach Schlaganfällen
- bei Migräne, Kopfschmerzen allgemein, aber auch bei Erschöpfungszuständen, Nervosität oder Schlaflosigkeit

Gemäß den Erfahrungen der TCM sollten Sie allerdings nicht üben bei Infektionskrankheiten, akuten Entzündungen, Tumorerkrankungen oder schwerer psychischer Belastung. Am besten Sie konsultieren einen Arzt, wenn Sie sich unsicher sind, ob Qigong für Sie geeignet ist.

Noch ein paar ganz praktische Hinweise: Um von den Übungen spürbar zu profitieren, sollten Sie wirklich regelmäßig üben. Planen Sie jeden Tag zu festen Zeiten ein paar Minuten ein, in denen Sie ungestört sind. Wenige Minuten reichen da schon. Lieber oft und kurz, als selten und lang. Achten Sie auf eine bequeme und lockere Kleidung. Flexible Stoff- oder Turnschuhe ohne Absatz sind besonders gut geeignet, es reichen aber auch Socken. Im Sommer können Sie natürlich auch gut barfuß auf einem weichen Untergrund üben.

Üben Sie nicht, wenn Sie hungrig sind, aber auch nicht, wenn Sie gerade üppig gegessen haben. Empfohlen werden zu Beginn 10–15 Minuten Training direkt nach dem Aufstehen, wenn möglich sogar im Freien oder bei geöffnetem Fenster.

TCM-Ärzte raten allerdings dazu, bei Sturm und Gewitter ganz auf das Training – auch in geschlossenen Räumen – zu verzichten.

Am besten, Sie üben zunächst immer nur eine Bewegung, so lange, bis Sie sie ohne nachzudenken beherrschen. Nach und nach können Sie die Übungen dann aneinanderreihen, sodass eine einzige fließende Sequenz im Rhythmus Ihres Atems daraus entsteht.

Für alle Übungen gilt: Führen Sie die Bewegungen sanft und ohne jeden Ehrgeiz aus. Sie sollen locker, harmonisch und fließend sein. Alles geschieht in Achtsamkeit. Spüren Sie den Bewegungen nach und lenken Sie Ihre Konzentration ganz darauf.

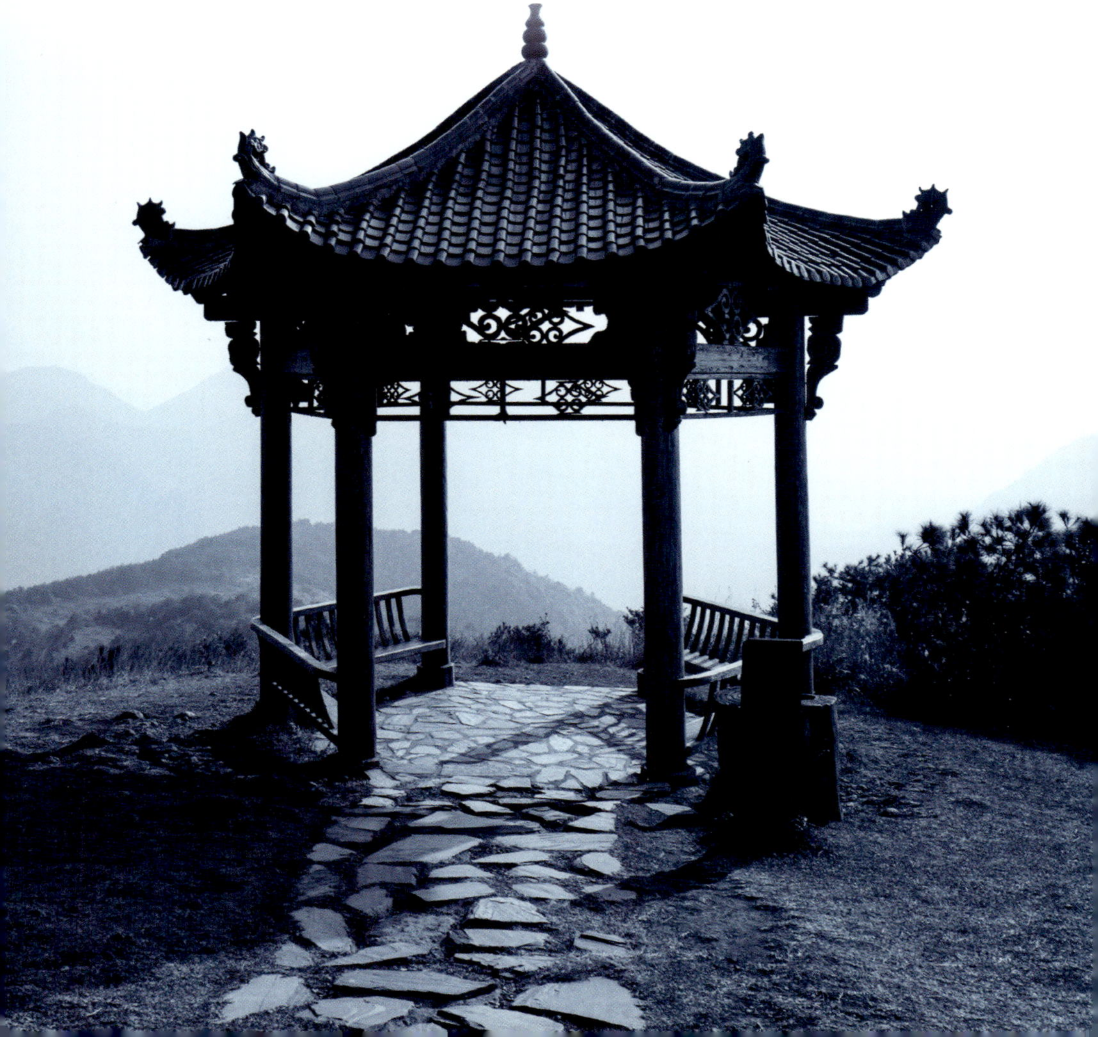

Qigong wirkt, weil es die Aufmerksamkeit in der Gegenwart hält und so den Geist beruhigt. Wer in Gedanken schon bei der nächsten oder übernächsten Übung ist, wessen Gedanken sich in Alltagssorgen verlieren und wer deshalb die Übungen mechanisch und unachtsam ausführt, wird von den Übungen nicht profitieren. Qigong ist sehr meditativ – daher die langsamen und konzentrierten Bewegungen.

Die Körperhaltung ist „locker gespannt", also weder sind die Gelenke durchgestreckt, noch sollen Sie lasch in sich zusammensinken.

Achten Sie außerdem darauf, gerade bei den spiralförmigen Drehungen immer Gelenk für Gelenk zu bewegen, bei öffnenden Armbewegungen beispielsweise in der Schulter zu beginnen, dann über den Ellbogen bis in das Handgelenk hinein die Bewegung fortzuführen und mit den einzelnen Fingergelenken abzuschließen.

Folgen Sie mit den Bewegungen Ihrem Atemrhythmus, wobei öffnende, steigende Bewegungen in der Einatemphase und schließende, sinkende Bewegungen in der Ausatemphase erfolgen. Achten Sie auf Ihren Atem, aber lassen Sie ihn ruhig und unangestrengt kommen und gehen.

Bei einigen Übungen werden Sie die Empfehlung finden, sie acht Mal zu wiederholen. Das ist natürlich kein Muss. Ziel ist eine fließende, ineinander übergehende Abfolge der 18 Übungen. Natürlich können Sie die Übungen auch einzeln oder in frei wählbarer Kombination und Länge variieren, gerade so, wie es Ihren aktuellen Bedürfnissen entspricht.

Basis aller Qigong-Übungen ist der richtige Stand:

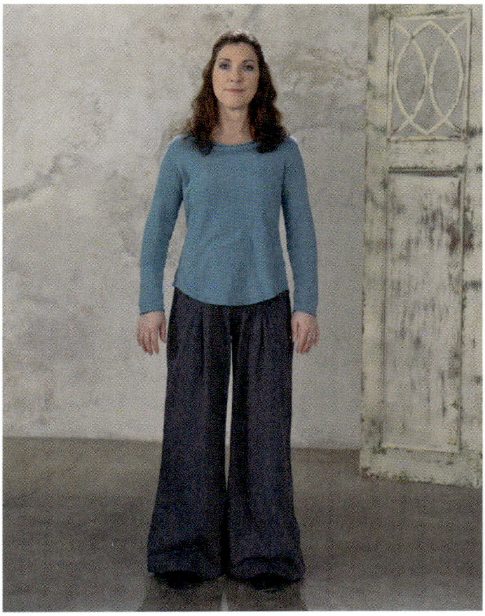

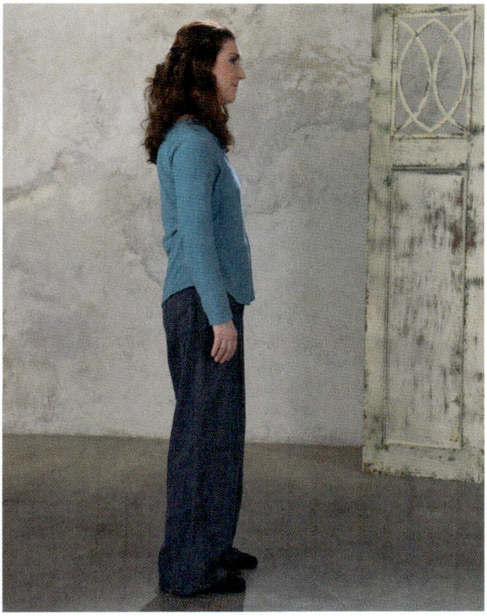

Der Parallelstand: Stellen Sie die Beine schulterbreit auseinander. Die Füße stehen parallel, die Fußspitzen zeigen nach vorne. Die Knie sind leicht (nach außen) gebeugt, die Hüfte ist locker, die Wirbelsäule gerade und aufgerichtet. Stellen Sie sich vor, dass sie in die Länge gezogen wird. Lockern Sie die Schultern; die Arme hängen entspannt mit etwas Raum unter den Achseln und leicht gebeugten Ellbogen. Die Handinnenflächen zeigen zum Körper, und die Finger sind leicht geöffnet. Das Gesicht ist entspannt; lockern Sie den Kiefer, entspannen Sie die Lippen und die Stirn.

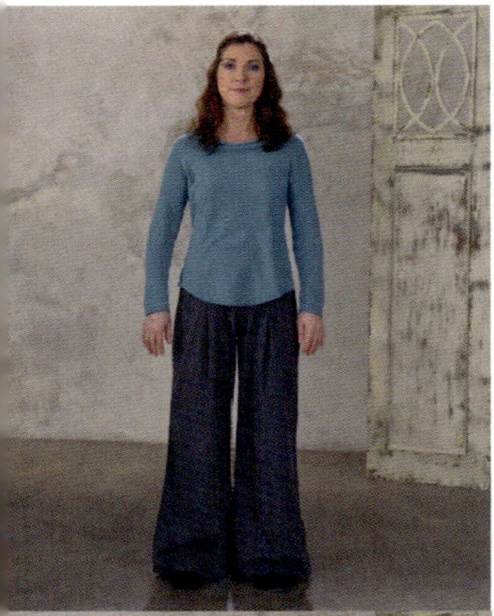

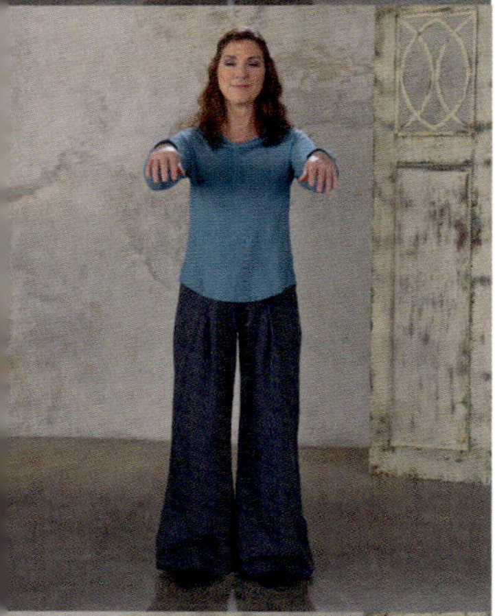

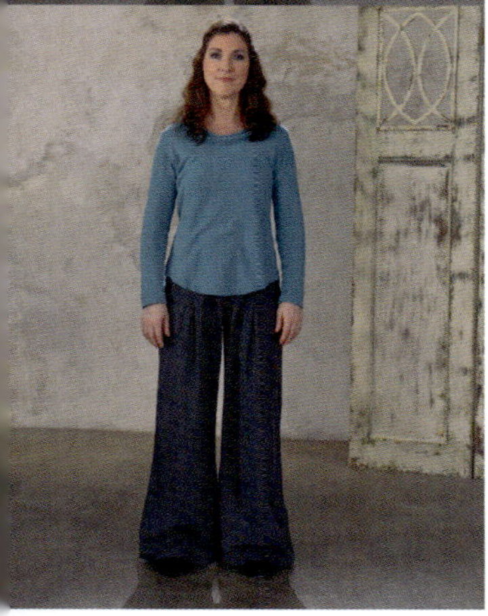

2.1 Wecke das Qi

▶ 1 Beginnen Sie in der Ausgangsposition, dem *Parallelstand*.

▶ 2 Ausatemphase: Beugen Sie die Knie etwas tiefer, gleichzeitig drehen Sie die Hände und in der Fortführung der Bewegung die Arme und Schultergelenke spiralförmig, sodass die Handinnenflächen nach hinten zeigen.

▶ 3 Richten Sie einatmend den Körper langsam auf, d. h., die Beugung der Knie wird verringert (sie werden aber nicht durchgestreckt!), und gleichzeitig heben Sie die Arme langsam bis auf Schulterhöhe. Achten Sie darauf, die Schultern locker zu lassen und nicht mit der Bewegung hochzuziehen. Entspannen Sie die Schultern und Hände bewusst und drehen Sie die Arme und Hände auf Schulterhöhe so, dass die Handinnenflächen zueinander weisen. Achten Sie darauf, auch die Finger zu entspannen, lenken Sie Ihre Aufmerksamkeit auf die Daumen.

▶ 4 Mit Beginn der Ausatemphase senken Sie den Körper wieder ab, beugen also die Knie wieder etwas mehr und beginnen von den Schultern an, die Arme langsam in die Ausgangsposition sinken zu lassen, bis die Handinnenflächen zu den Oberschenkeln weisen. Achten Sie darauf, mit beiden Füßen fest im Boden verankert zu bleiben, lassen Sie Gesicht, Schultern, Hände, Hüfte und Knie entspannt.

Wiederholen Sie diese Übung etwa acht Mal. Sie aktiviert den Kreislauf, reguliert den Blutdruck und wirkt beruhigend auf das Herz-Kreislauf-System.

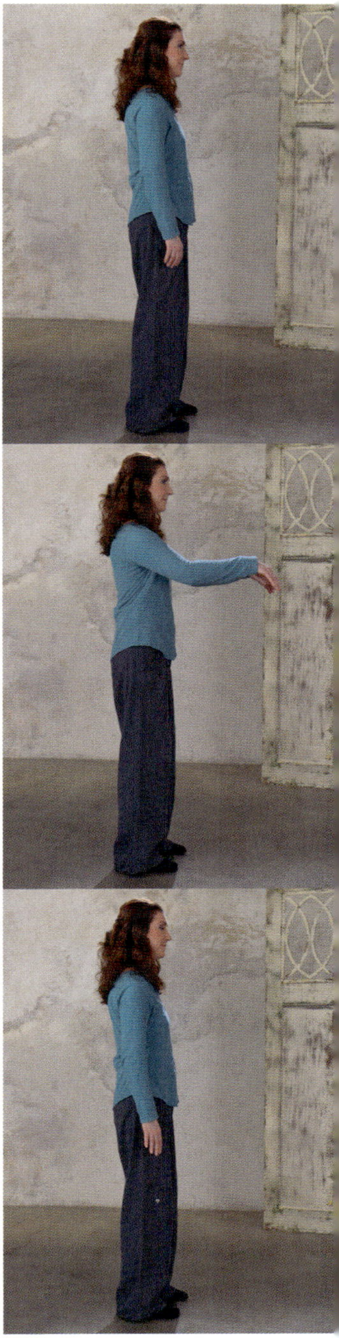

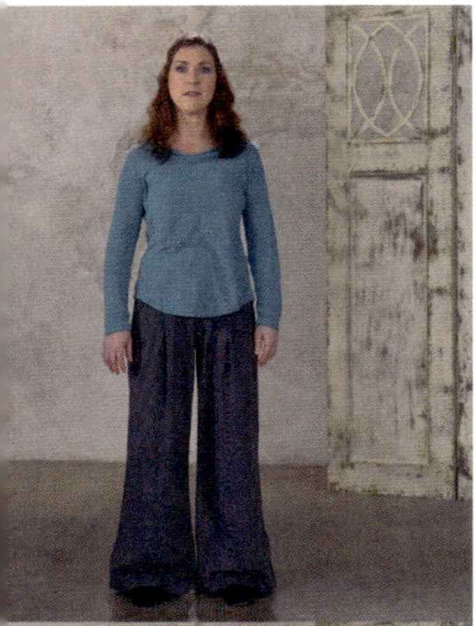
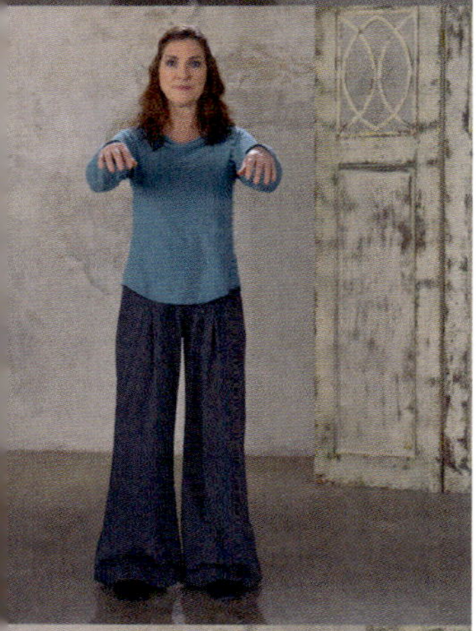
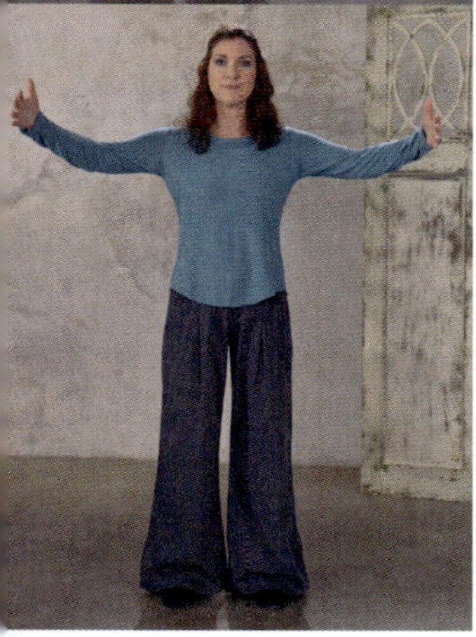

2.2 Die Brust öffnen

▶ 1 Gehen Sie wieder in die Ausgangsposition, den *Parallelstand*.

▶ 2 Richten Sie den Körper beim Einatmen auf, indem Sie die Beugung der Knie verringern, ohne diese jedoch durchzustrecken.

▶ 3 Heben Sie – mit den Händen beginnend – beide Arme schulterhoch vor den Körper. Die Bewegung geht von den Händen aus weiter über die Ellbogen bis in die Schultern.

▶ 4 Drehen Sie dann die Hände in einer ruhigen spiralförmigen Bewegung so, dass sich die Handinnenflächen gegenüberliegen.

▶ 5 Breiten Sie die Arme auseinander. Dieses Mal beginnt die Bewegung in den Schultern und geht über die Ellbogen bis in die Hände.

▶ 6 Drehen Sie die Handgelenke und danach vom Daumen beginnend einzeln die Finger auf, bis die Handinnenflächen mit locker gespreizten Fingern nach vorne zeigen. Ziel ist es, den Brustkorb zu weiten und damit zu öffnen. Das schafft Raum für ein tiefes Atemholen und Platz für Lunge und Herz, entspannt das Zwerchfell und die Muskulatur des oberen Rückens.

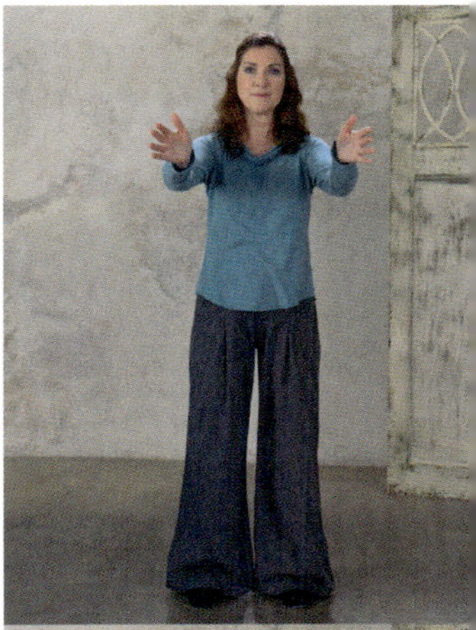

▶ 7 Mit dem Ausatmen drehen Sie die Handinnenflächen wieder zuerst zueinander, dann nach schräg unten und lassen die Arme zurück in die Ausgangsposition sinken.

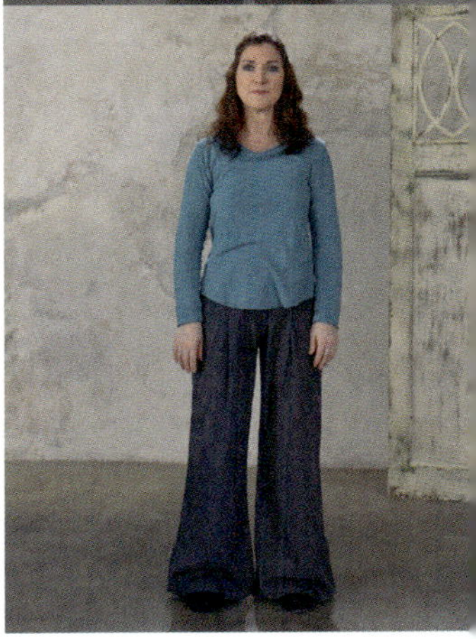

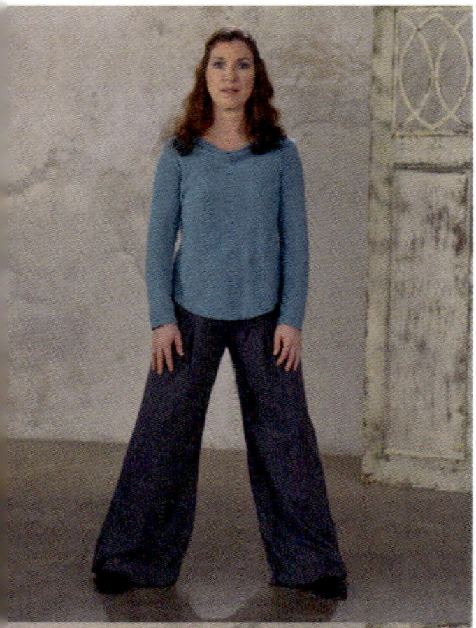

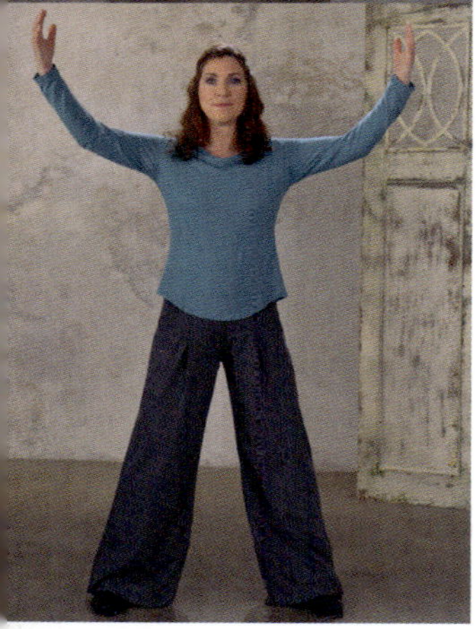

2.3 Den Regenbogen schwingen

▶ 1 Ausgangsposition ist der *Reiterstand*, der sich vom dem normalen *Stand* darin unterscheidet, dass die Füße etwas weiter auseinander stehen.

▶ 2 Lassen Sie den Körper zunächst noch ein wenig sinken, beugen Sie also die Knie noch minimal tiefer und drehen Sie die Handinnenflächen nach hinten.

▶ 3 Mit dem Einatmen richten Sie den Körper wieder auf und heben beide Arme über den Kopf. Die Bewegung beginnt in den Händen und endet in den Schultern. Ziehen Sie diese aber bitte nicht hoch.

▶ 4 Es folgt eine Drehung der Hände – Finger für Finger! –, sodass die Handinnenflächen zueinander zeigen.

▶ 5 Mit dem Ausatmen verlagern Sie das Gewicht auf das rechte Bein, beugen das rechte Knie also ein wenig stärker und strecken das linke etwas zur Seite. Neigen Sie beim Einatmen den Oberkörper gleichzeitig nach links und drehen Sie den Kopf dabei ebenfalls nach links. Der rechte Arm bildet einen Bogen über dem Kopf, der linke Arm sinkt etwas nach unten. Die Handfläche der rechten Hand zeigt nach unten, die der linken nach oben.

▶ 6 Mit dem nächsten Ausatmen kehren Sie zurück zur Mitte und wiederholen mit dem folgenden Atemzug die Übung zur anderen Seite.

Die Übung endet mit dem Ausatmen in der Ausgangsposition.

Mit dieser Übung entspannen Sie ebenfalls die Schultermuskulatur und die des oberen Rückens. Gleichzeitig verbessern Sie die Beweglichkeit in der Hüfte. Zusätzlich werden, gemäß dem Verständnis der TCM, die Meridiane der Gallenblase stimuliert, die seitlich am Rumpf entlanglaufen.

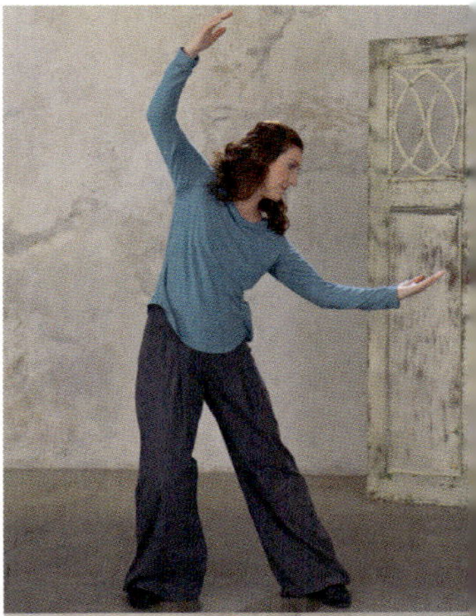

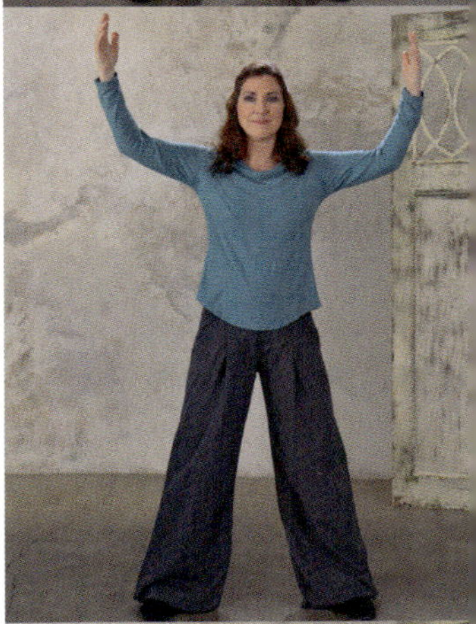

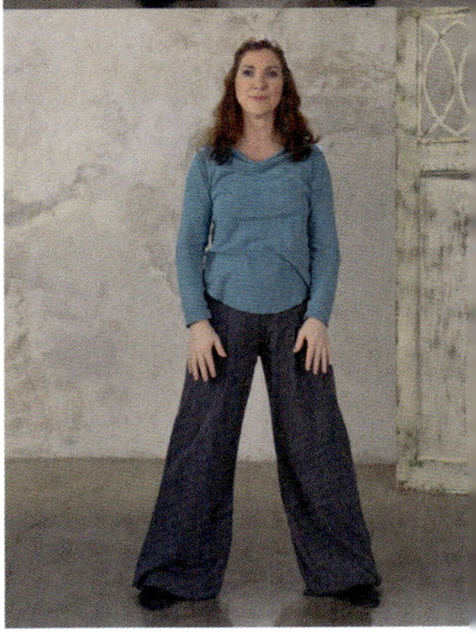

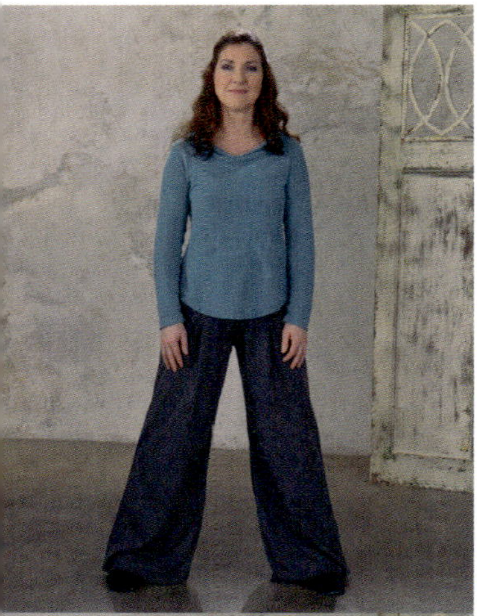

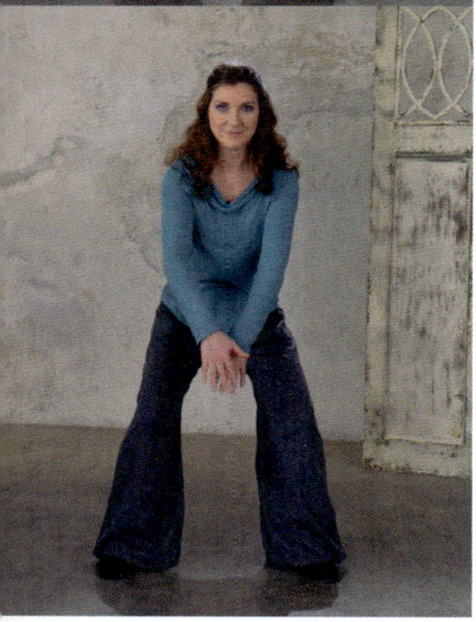

2.4 Die Wolken teilen

▶ 1 Auch diese Übung beginnt im *Reiterstand*. Sie entspannt vor allem die Schultermuskulatur und entlastet die Schultergelenke. Da Verspannungen in diesem Bereich oft seelische Ursachen haben, wirkt diese Übung entlastend auf die Psyche. Sie sollten sie acht Mal wiederholen.

▶ 2 Legen Sie die Hände vor dem Unterbauch übereinander, wobei die rechte über der linken liegt.

▶ 3 Mit dem Einatmen richten Sie den Körper auf und heben die Arme vor dem Körper hoch über den Kopf, ohne jedoch die Ellbogen durchzustrecken.

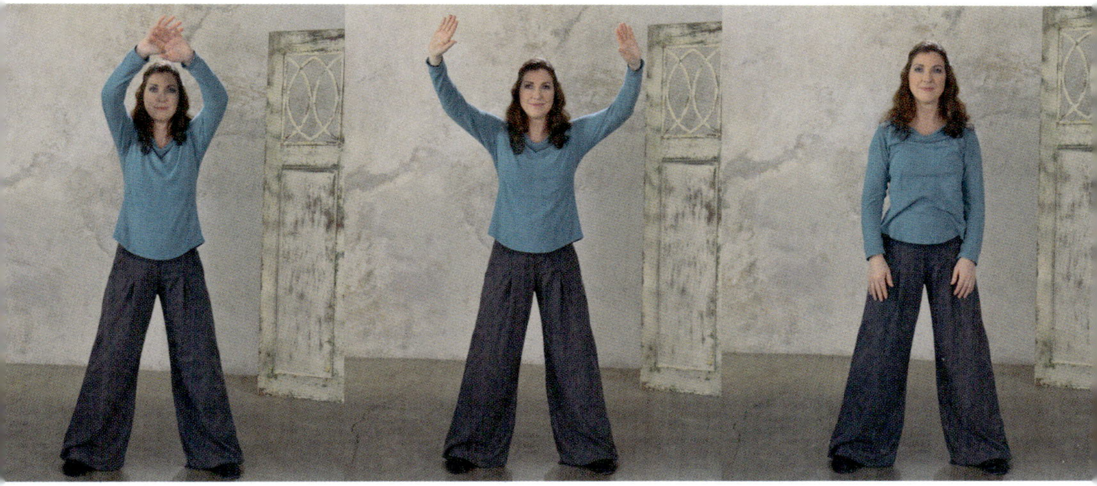

▶ 4 Im Atemrhythmus lassen Sie dann die Arme mit dem Ausatmen seitlich am Körper und mit nach außen gedrehten Handflächen sinken, bis sie vor dem Unterbauch wieder übereinander liegen. Die Beugung der Knie wird dabei wieder minimal verstärkt.

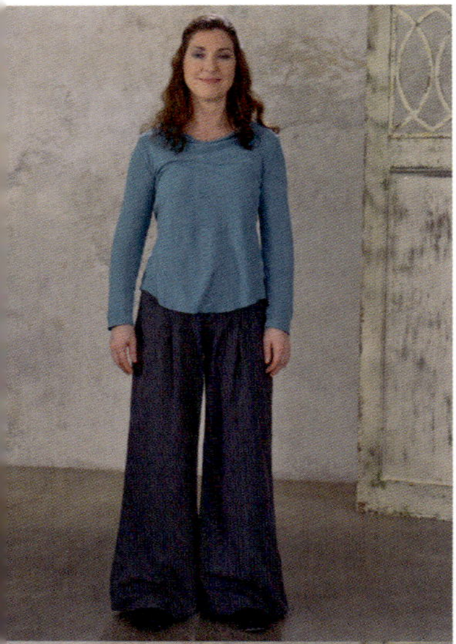

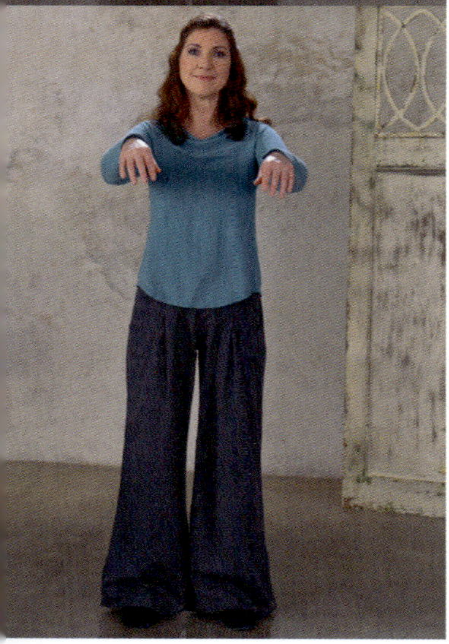

2.5 Die Affenabwehr

▶ 1 Ausgangsposition ist wieder der *Parallelstand*.

▶ 2 Beugen Sie ausatmend die Knie etwas tiefer, gleichzeitig drehen Sie die Hände und in der Fortführung der Bewegung die Arme und Schultergelenke spiralförmig, sodass die Handinnenflächen nach hinten zeigen.

▶ 3 Mit dem Einatmen richten Sie den Körper langsam auf, d. h., die Beugung der Knie wird verringert (sie werden aber nicht durchgestreckt!) und gleichzeitig heben Sie die Arme langsam bis auf Schulterhöhe. Achten Sie darauf, die Schultern locker zu lassen und nicht mit der Bewegung hochzuziehen.

▶ 4 Entspannen Sie die Schultern und Hände bewusst und drehen Sie den rechten Arm und die rechte Hand spiralförmig, also Finger für Finger und mit dem Daumen beginnend, auf Schulterhöhe so, dass die Handinnenfläche nach oben zeigt. (die linke wird nicht gedreht, zeigt also nach unten).

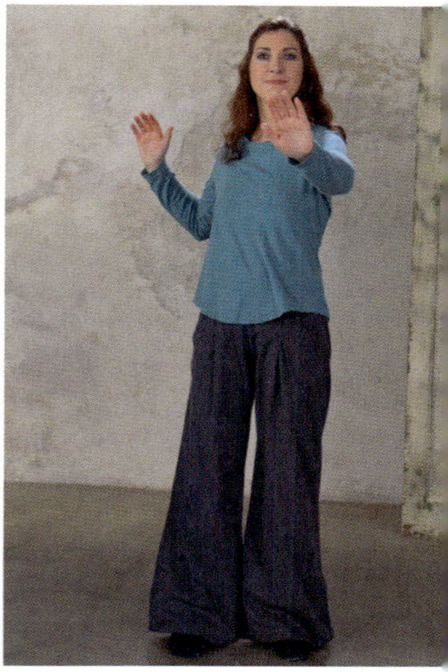

▶ 5 Mit dem Ausatmen beugen Sie die Knie minimal, drehen den Oberkörper und den Kopf nach rechts und senken den rechten Arm ab. Die Bewegung beginnt in der Schulter und endet im Handgelenk. Achten Sie darauf, die Schulter und den Arm zu entspannen.

▶ 6 Einatmend beschreiben Sie mit dem rechten Arm einen Halbkreis nach hinten oben bis auf Schulterhöhe.

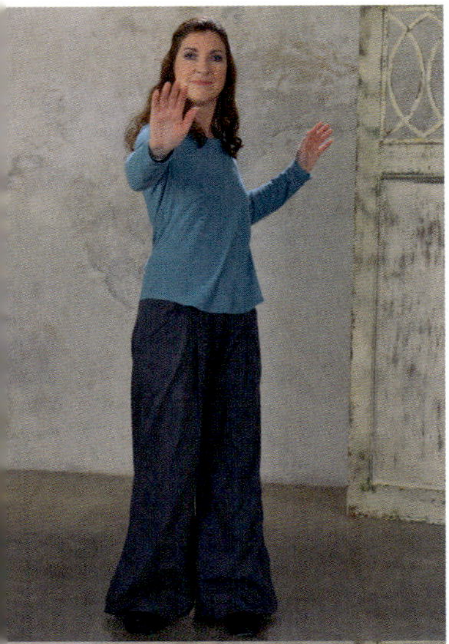

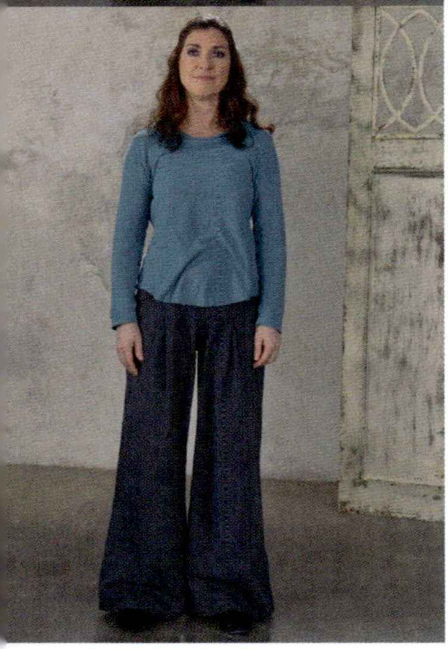

▶ 7 Mit Beginn der Ausatemphase drehen Sie Kopf und Oberkörper wieder nach vorne und gleichzeitig in spiralförmigen Bewegungen beide Arme so, dass die rechte Hand nach unten weist, wenn der Arm auf Höhe des rechten Ohrs ist, und die linke Handinnenfläche (immer noch auf Schulterhöhe!) nach oben.

▶ 8 Führen Sie die Bewegung fort, indem Sie den rechten Arm gerade nach vorn auf Höhe des Zwerchfells „schieben", wobei die Handinnenfläche „abwehrend" nach vorne zeigt. Der linke Arm sinkt gleichzeitig und die linke Hand befindet sich – mit der Handinnenseite unverändert nach oben – unter der rechten.

▶ 9 Mit dem nächsten Atemzug wenden Sie den Körper und den Kopf nach links, während gleichzeitig der linke Arm in einem Bogen neben die linke Hüfte sinkt. Jetzt beginnt die Übung von vorne, nur zu der anderen Seite gerichtet: die rechte Hand spiralförmig nach oben aufdrehen, den linken Arm nach hinten oben drehen, ausatmend nach vorne schieben, über die rechte Hand und mit der Handfläche „abwehrend" nach vorne in Höhe des Zwerchfells.

Wiederholen Sie die Übung erneut einmal zur rechten und ein weiteres Mal zur linken Seite und beenden Sie sie, indem Sie beide Arme wieder auf Schulterhöhe vor den Körper bringen, die Handinnenflächen nach innen aufdrehen und mit dem letzten Ausatmen entspannt neben den Körper sinken lassen. Wiederholen Sie diese Übung acht Mal.

Diese Übung dehnt alle Gelenke sanft auseinander, von den Fingern über die Schultern bis in die Wirbelsäule. Dadurch ist sie besonders geeignet, Verspannungen zu lösen und die Mobilität und Flexibilität der Wirbelsäule und der oberen Extremitäten zu fördern. In der TCM wird sie vor allem bei rheumatischen Erkrankungen, Rückenbeschwerden und Bandscheibenproblemen empfohlen.

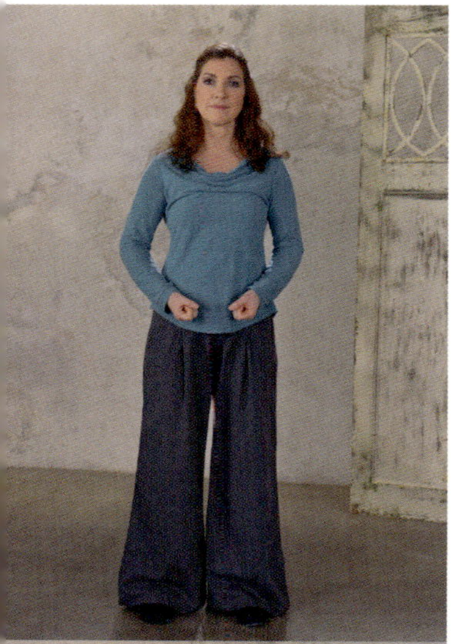

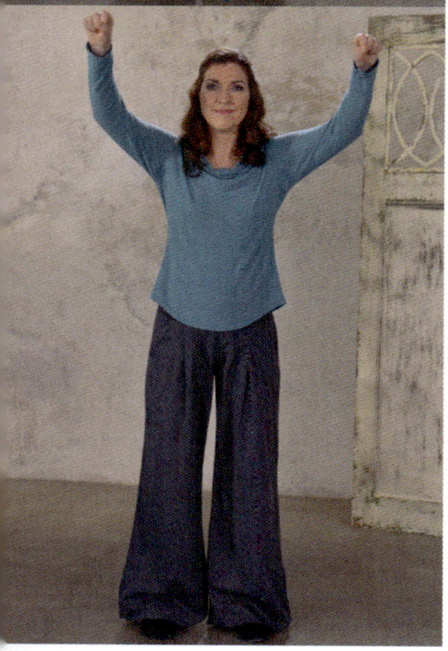

2.6 Über den großen See rudern

▶ 1 Auch hier ist die Ausgangsposition der *Parallelstand*.

▶ 2 Drehen Sie die Hände einatmend – Finger für Finger und mit dem Daumen beginnend – spiralförmig nach außen und anschließend die Arme in den Schultergelenken in einem großen Bogen nach hinten und oben außen, bis die Arme über dem Kopf gestreckt sind und die Handflächen zueinander zeigen. In dieser Bewegung richten Sie den Körper etwas auf.

▶ 3 Drehen Sie nun die Hände spiralförmig auf – dieses Mal mit dem kleinen Finger beginnend –, bis die Handinnenflächen nach vorne zeigen, und schließen Sie sie dann sanft und locker zu Fäusten, wobei der Mittelfinger einen bestimmten Meridianpunkt drückt. Dieser nennt sich Lao Gong oder P8 und liegt etwa zwei Zentimeter unterhalb der Finger zwischen Zeige- und Mittelfinger.

▶ 4 Mit dem Ausatmen verstärken Sie die Beugung in den Knien wieder minimal – der Körper „sinkt“ – und die Hände sinken mit den geschlossenen Fäusten ebenfalls nach unten neben die Hüften.

▶ 5 Lösen Sie dann die Fäuste und drehen Sie die Hände wieder spiralförmig und Finger für Finger nach außen.

Auch hier empfiehlt sich eine achtfache Wiederholung. Diese Übung gilt zum einen als entspannend, zum anderen aktiviert sie der TCM-Lehre nach den Magen-Darm-Trakt.

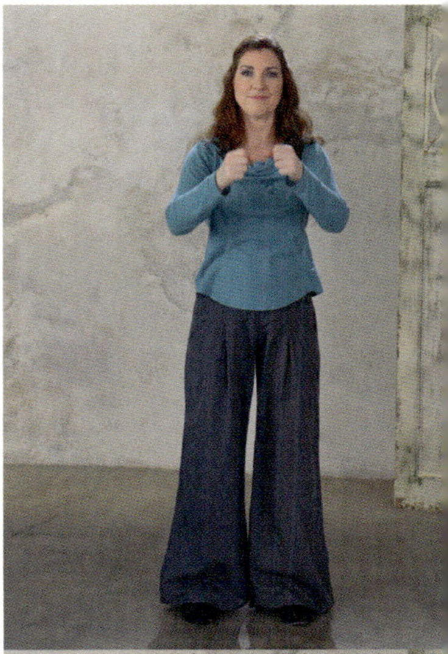

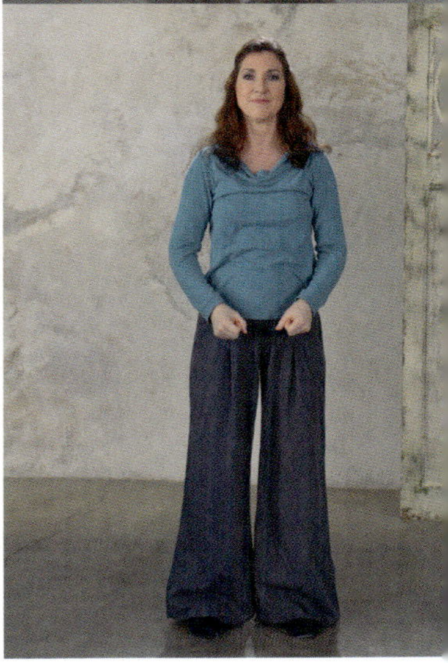

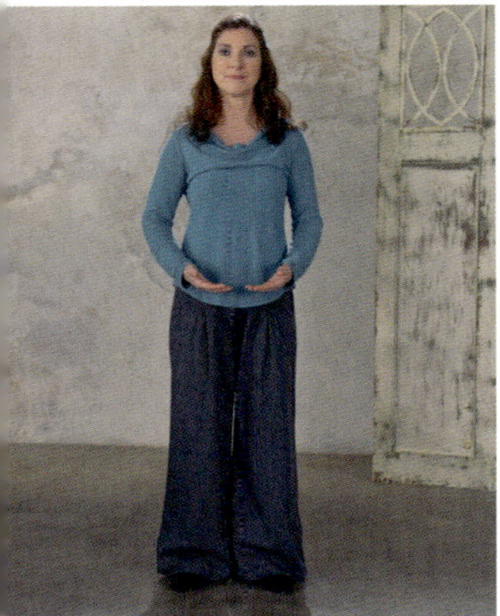

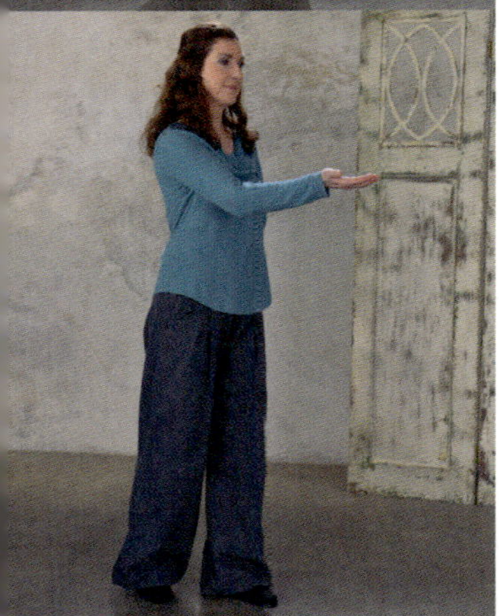

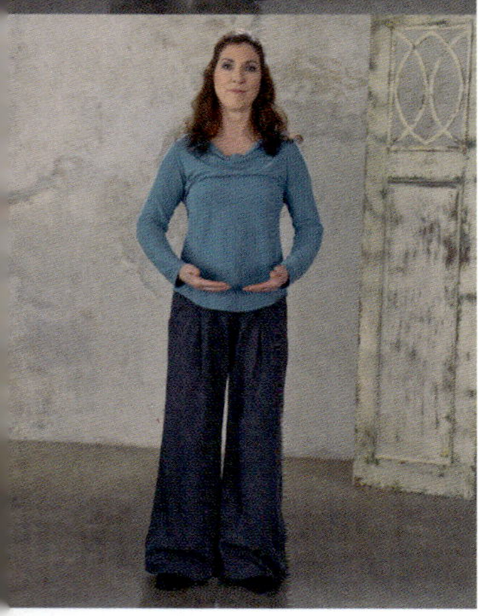

2.7 Der Weise präsentiert den goldenen Pfirsich

▶ 1 Ausgangsposition ist wieder der *Parallelstand*, und auch diese Übung beginnt mit einem leichten Sinken des Körpers.

▶ 2 Drehen Sie den Körper und die Ferse des linken Fußes mit dem Ausatmen nun leicht nach links (ca. 45°).
Drehen Sie dabei die Handgelenke spiralförmig vom Daumen ausgehend auf, allerdings jeweils in die entgegengesetzte Richtung, sodass die rechte Handinnenfläche nach vorne und die der linken Hand nach hinten zeigt.

▶ 3 Verlagern Sie das Gewicht auf das linke Bein, die rechte Ferse löst sich vom Boden. Heben Sie den rechten Arm bogenförmig vor die Stirn, wobei die Handinnenfläche zur Stirn zeigt, während der linke Arm spiralförmig nach hinten gedreht wird und der Handrücken der linken Hand auf die Niere gelegt wird.

▶ 4 Richten Sie einatmend den Körper mit dem Gewicht auf dem linken Bein etwas auf, der rechte Fuß steht nur auf der Großzehe, und drehen Sie die rechte Hand nach oben aus. Verstärken Sie den Druck der linken Hand auf die Niere.

▶ 5 Mit der nächsten Ausatemphase lockern Sie den Druck der linken Hand, senken den rechten Fuß auf die Ballen ab, verlagern das Gewicht zurück, drehen den Körper wieder zur Mitte und auch die Hände zurück in die Ausgangsposition. Der rechte Fuß wird ebenfalls gedreht und weist jetzt 45° nach außen.

▶ 6 Die Bewegung erfolgt nun spiegelverkehrt zur rechten Seite, also Gewicht auf dem rechten Bein, linke Ferse vom Boden lösen, linker Arm vor die Stirn, rechter Arm spiralförmig nach hinten, Handrücken auf die Niere.

▶ 7 Zur Beendigung der Übung drehen Sie den Körper wieder zurück zur Mitte, senken die Arme vor den Unterbauch, die linke Handinnenfläche weist nach oben, die rechte nach unten.

Mit dieser Übung fördern Sie die Mobilität und Elastizität der Schulter-, Rücken- und Brustmuskulatur und verbessern die Atmung, da die Lungen seitlich gedehnt werden.

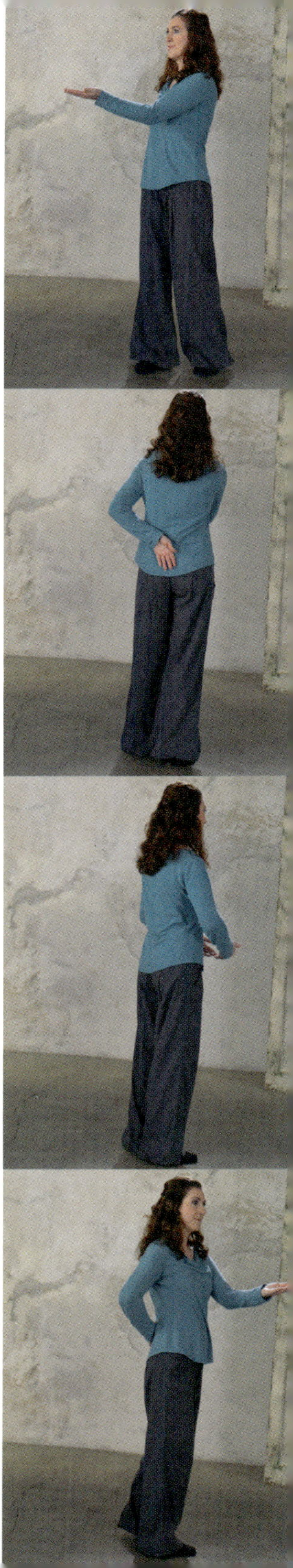

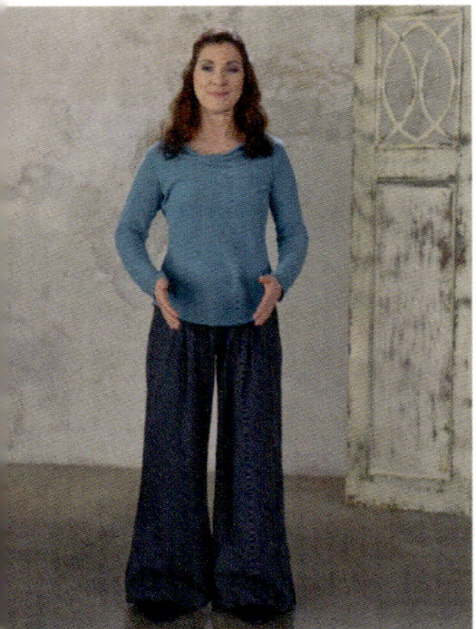

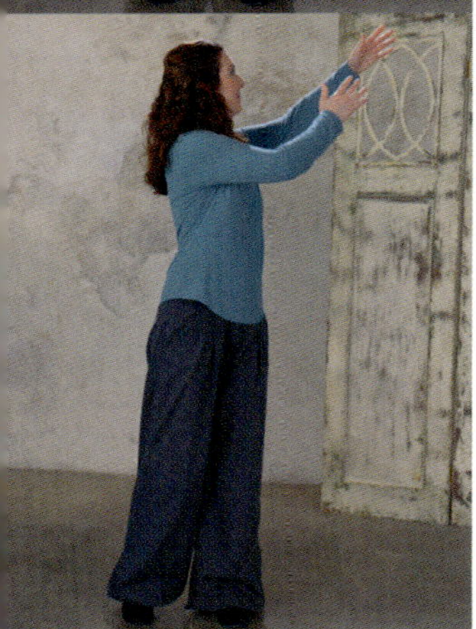

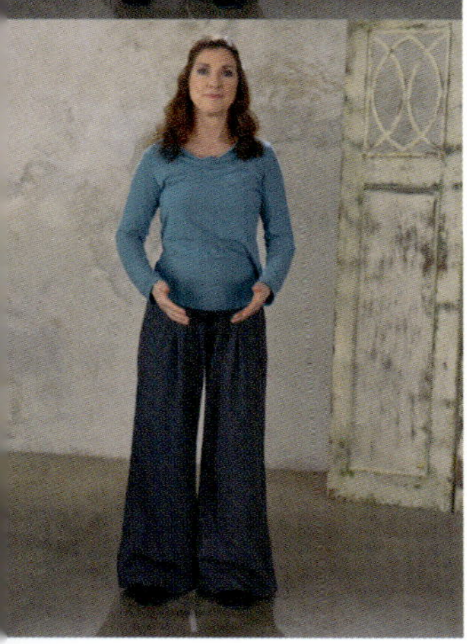

2.8 Den Mond anschauen und auf die Sterne verweisen

▶ 1 Ausgangsposition ist der *Reiterstand*, der sich von dem normalen *Stand* darin unterscheidet, dass die Füße etwas weiter auseinander stehen.

▶ 2 Drehen Sie den Oberkörper aus der Hüfte nach links und heben Sie einatmend den linken Arm nach links hinten über den Kopf mit nach oben geöffneter Handfläche. Heben Sie gleichzeitig den rechten Arm in einem Bogen auf Brusthöhe. Die Handinnenfläche der rechten Hand zeigt nach unten. Der Blick geht über die linke Hand in die Ferne – Sie „sehen den Mond an".

▶ 3 Drehen Sie jetzt beide Hände spiralförmig in die entgegengesetzte Richtung. Die rechte Hand zeigt also nach oben, die linke nach unten.

▶ 4 Ausatmend drehen Sie sich zurück in die Mitte und beginnen die Übung mit dem nächsten Atemzug zur rechten Seite.

▶ 5 Beenden Sie die Übung, indem Sie ganz zurück in den Reiterstand kommen und den Körper leicht sinken lassen, also die Beugung der Knie minimal verstärken.

Durch die Drehung ist auch diese Übung eine gute Entlastung für die Wirbelsäule und soll die Taille formen. Auf jeden Fall aber fördert sie die Beweglichkeit der Hüfte und des gesamten Rückens.

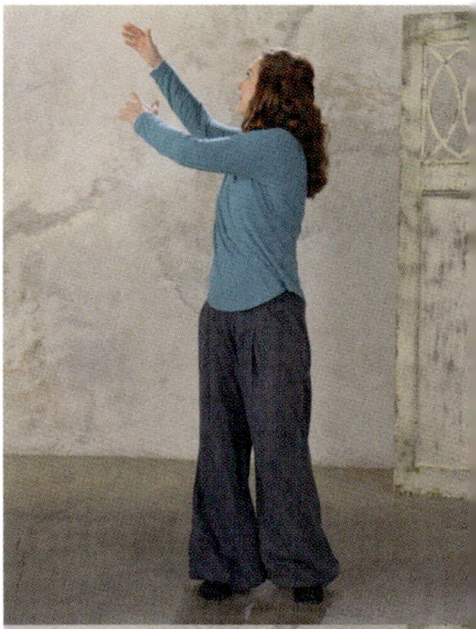

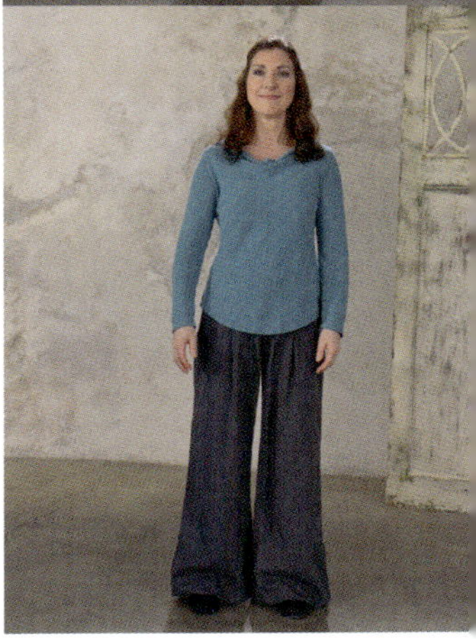

2.9 Die Taille drehen und mit der Hand stoßen

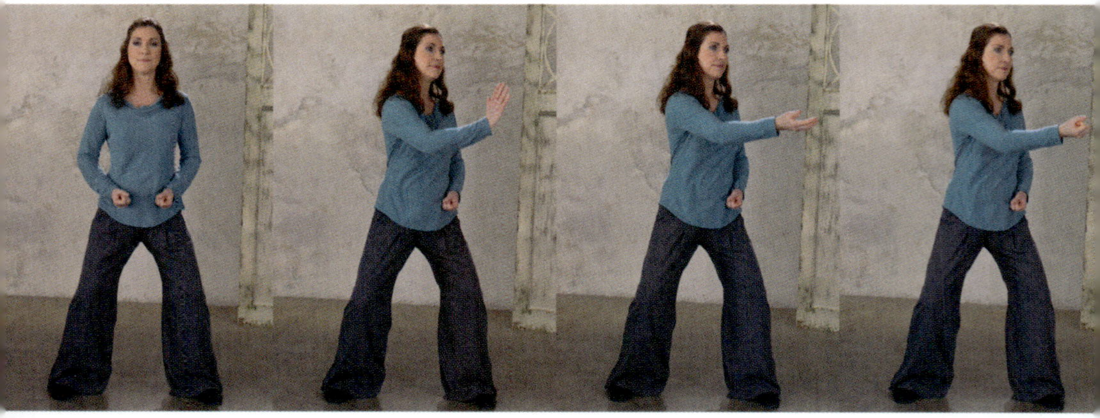

▶ 1 Beginnen Sie die Übung im *Reiterstand* und schließen Sie die Hände zu Fäusten.

▶ 2 Ziehen Sie die Arme zurück, sodass die Fäuste auf Hüfthöhe sind, und drehen Sie sie so, dass die Handrücken nach unten zeigen.

▶ 3 Mit dem Einatmen drehen Sie den Oberkörper aus der Hüfte heraus nach links (ca. 45°) und stoßen mit der rechten Faust spiralförmig auf Brusthöhe nach links vorne. Dabei öffnen Sie die Faust und stellen die Hand so auf, dass die Finger nach oben weisen und die Handkante nach vorne.

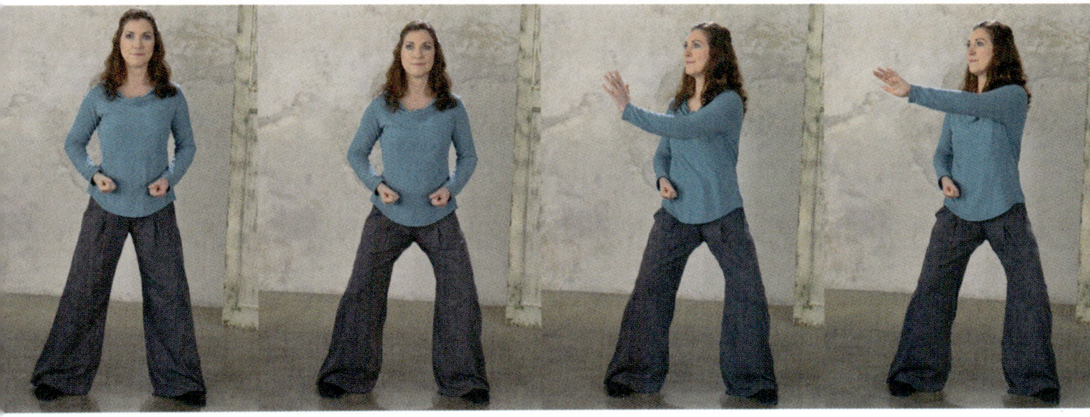

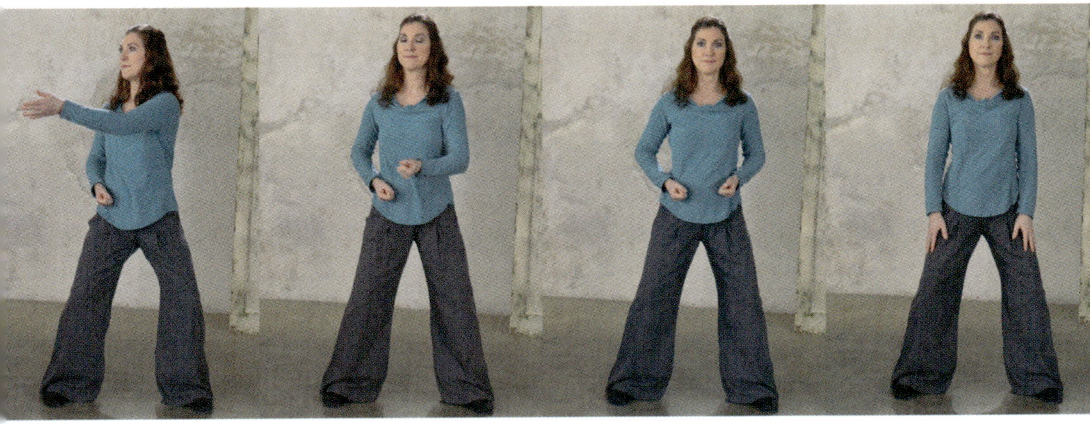

▶ 4 Mit dem Ausatmen entspannen Sie sich wieder, drehen die rechte Hand spiralförmig und mit dem Daumen beginnend so, dass die Handinnenfläche nach oben zeigt, schließen sie wieder zur Faust und führen sie zurück in die Ausgangsposition. Drehen Sie dabei den Oberkörper wieder in die Mitte.

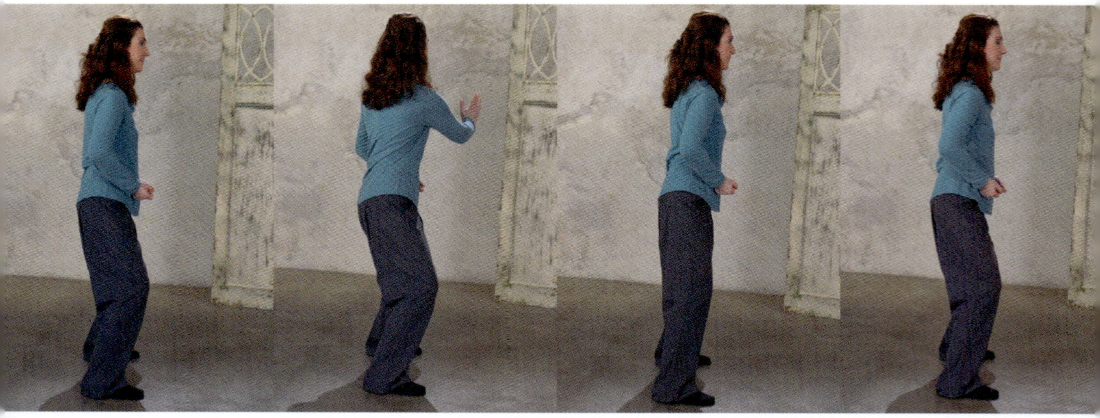

▶ 5 Wiederholen Sie die Übung zur rechten Seite und stoßen Sie dieses Mal mit der linken Faust nach rechts vorne.

▶ 6 Beenden Sie die Übung, indem Sie in die Ausgangsposition zurückkehren.

Neben der Koordination soll diese Übung die Bauchorgane stärken.

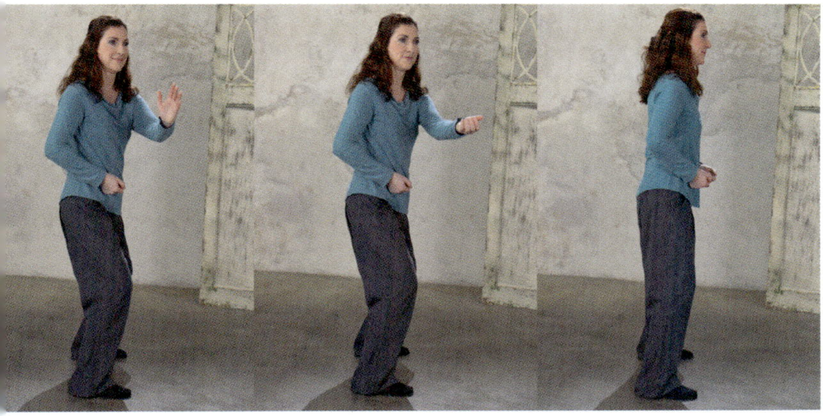

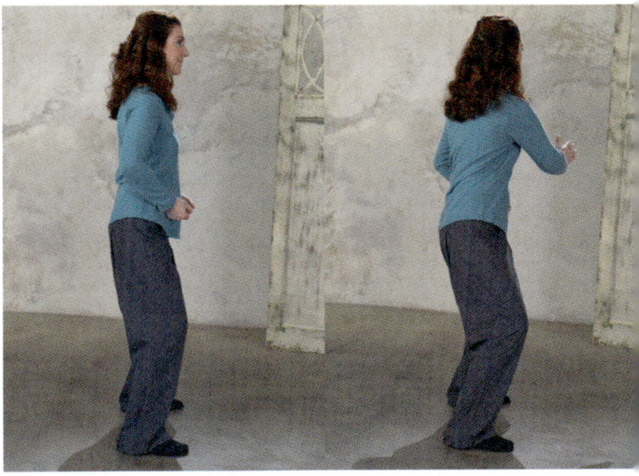

2.10 Die Wolkenhände

▶ 1 Beginnen Sie im *Parallelstand*.

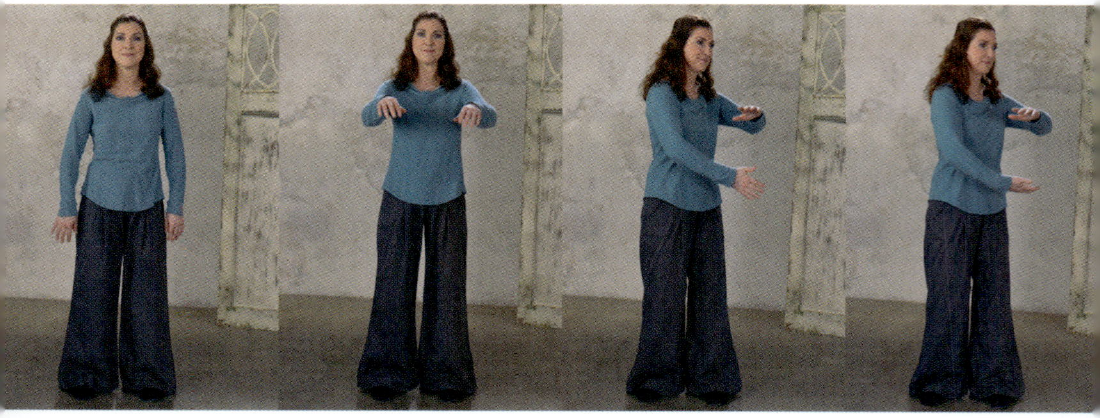

▶ 2 Heben Sie die linke Hand vor das Gesicht, der Handrücken zeigt nach vorne, die Finger schräg nach oben, und die rechte Hand vor den Unterbauch, ebenfalls mit dem Handrücken nach vorne und den Fingern nach links unten.

▶ 3 Drehen Sie den Oberkörper aus dem Unterbauch heraus nach links und verlagern Sie das Gewicht auf das linke Bein. Der linke Arm wird auf Augenhöhe mitgedreht, sodass der Arm leicht ausgestreckt wird und die Handfläche Richtung linkes Ohr zeigt.

▶ 4 Drehen Sie dann einatmend die linke Hand spiralförmig und mit dem kleinen Finger beginnend so, dass die Handinnenfläche schräg nach außen zeigt.

▶ 5 Senken Sie ausatmend den linken Arm auf Schulterhöhe und drehen Sie gleichzeitig den rechten Arm spiralförmig nach oben ebenfalls auf Schulterhöhe.

▶ 6 Der linke Arm sinkt auf Hüfthöhe, und die rechte Hand öffnet sich spiralförmig vom Daumen beginnend so, dass die Handinnenfläche zum Gesicht weist.

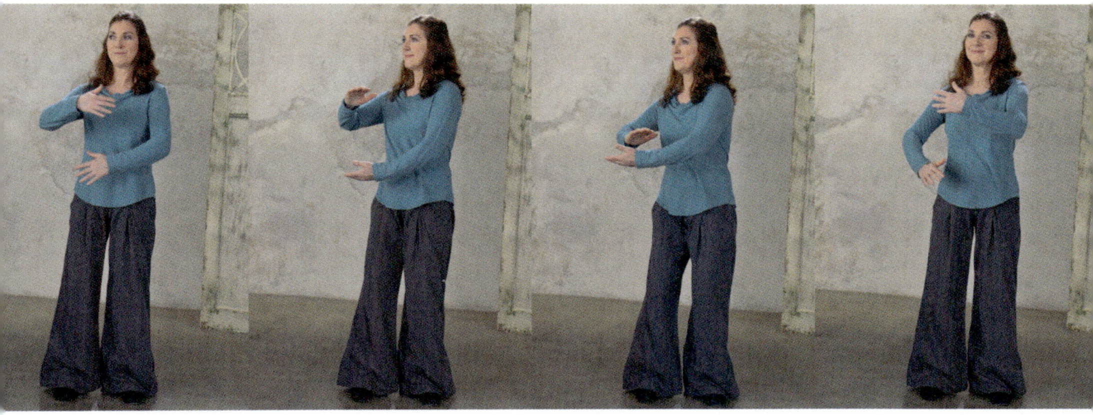

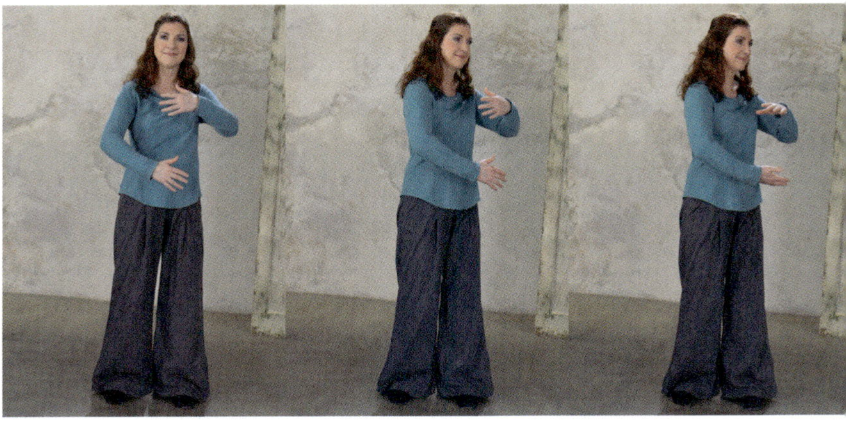

▶ 7 Drehen Sie den Oberkörper zur Mitte und wiederholen Sie die Übung in einer fließenden Bewegung zur rechten Seite.

Auch diese Übung fördert die Koordination und Konzentration und aktiviert zusätzlich die Bauchorgane.

2.11 Sich zum Meer neigen und zum Himmel schauen

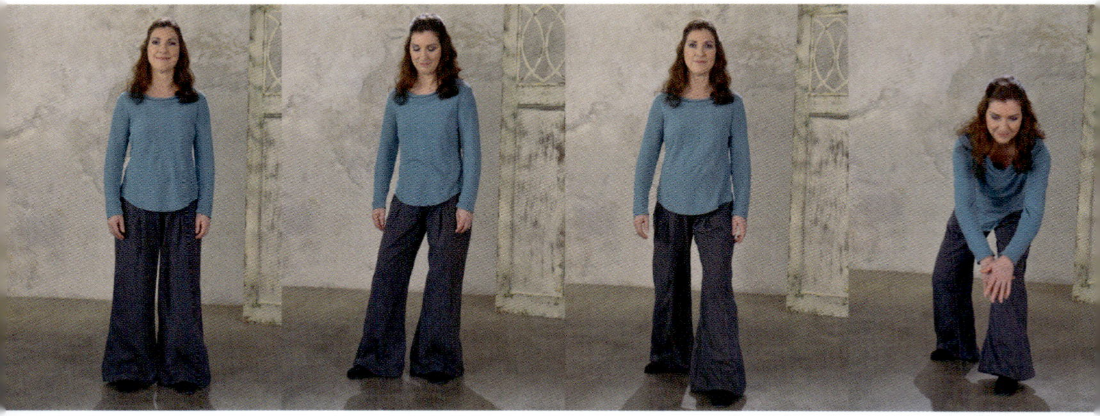

▶ 1 Stellen Sie sich in den *Bogenschritt*. Dafür drehen Sie sich vom *Parallelstand* 45° nach rechts, stellen den rechten Fuß einen Schritt nach vorne und verlagern das Gewicht zu 70 % auf das rechte und zu 30 % auf das linke Bein.

▶ 2 Beugen Sie den Oberkörper Wirbel für Wirbel nach vorne, die Hände liegen vor dem Knie übereinander, ohne sich jedoch zu berühren.

▶ 3 Richten Sie beim Einatmen den Oberkörper wieder Wirbel für Wirbel auf und heben Sie gleichzeitig die Arme seitlich über den Kopf mit den Handflächen nach vorne.

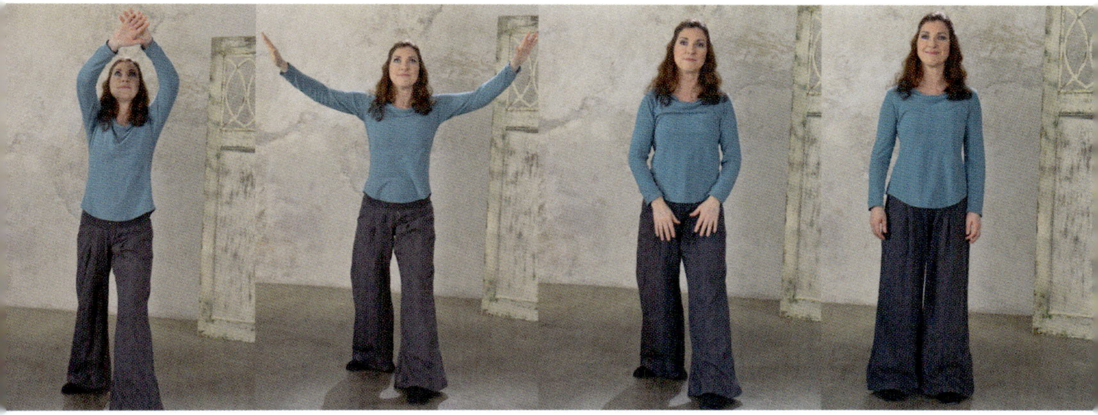

▶ 4 Mit dem Ausatmen führen Sie die Arme seitlich nach unten und die Hände wieder vor dem Knie zusammen und rollen die Wirbel erneut nach unten in die Vorbeuge.

Wiederholen Sie die Übung acht Mal. Sie fördert die Beweglichkeit der Wirbelsäule, hilft bei Bandscheibenproblemen und massiert zusätzlich die inneren Organe.

2.12 Das Boot auf das Wasser schieben und der Welle helfen

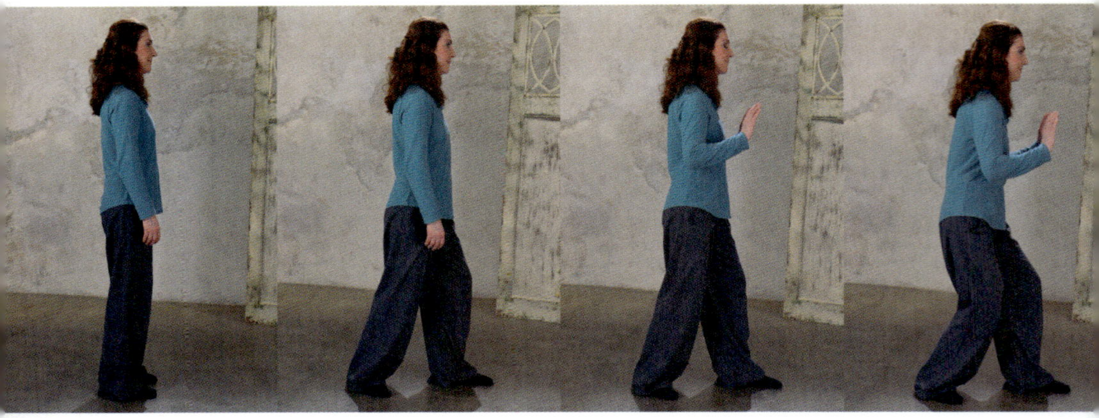

▶ 1 Ausgangsposition ist der *Bogenschritt*.

▶ 2 Verlagern Sie das Gewicht einatmend auf das hintere Bein. Das rechte Bein wird leicht gestreckt, die rechte Fußspitze löst sich vom Boden. Die Arme werden vor die Brust gehoben, die Hände sind geöffnet, und die Handinnenflächen weisen schräg nach unten.

▶ 3 Senken Sie ausatmend den Oberkörper leicht nach vorne und schieben Sie die Arme nach vorne und unten. Die rechte Fußspitze wird ebenfalls abgesenkt, dafür hebt sich die linke Ferse, und die Knie werden leicht gebeugt.

▶ 4 Verlagern Sie einatmend das Gewicht wieder auf das rechte Bein, richten Sie den Oberkörper auf und heben Sie die Arme in einem Bogen seitlich über den Kopf nach oben mit den Handflächen nach vorne.

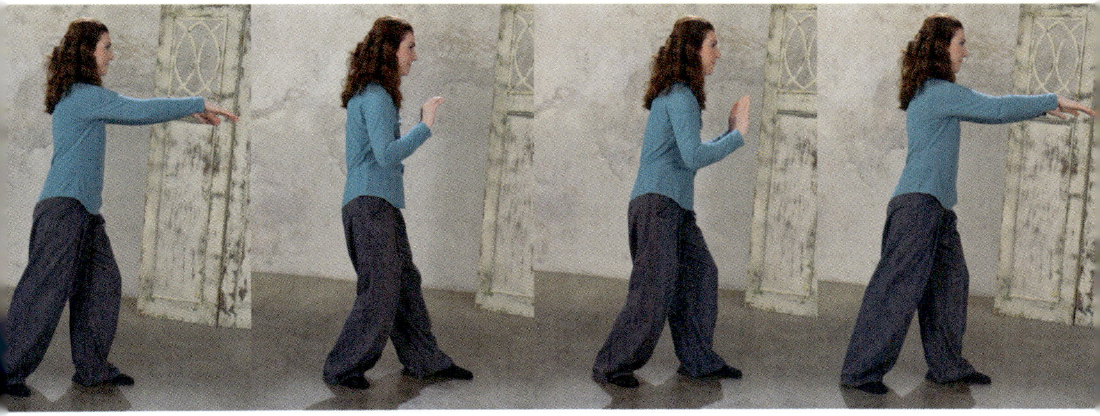

▶ 5 Mit dem Ausatmen senken Sie den Körper wieder, führen die Arme zurück nach unten vor die Brust und verlagern das Gewicht wieder auf das hintere Bein.

Auch diese Übung sollten Sie acht Mal wiederholen. Sie wirkt entspannend und fördert die Koordination und Beweglichkeit der Gelenke.

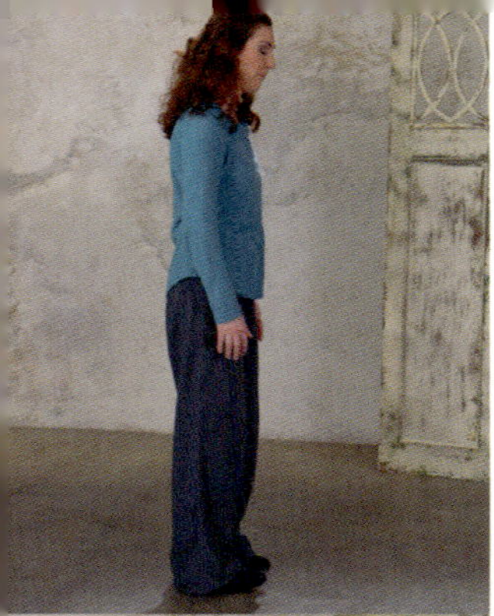
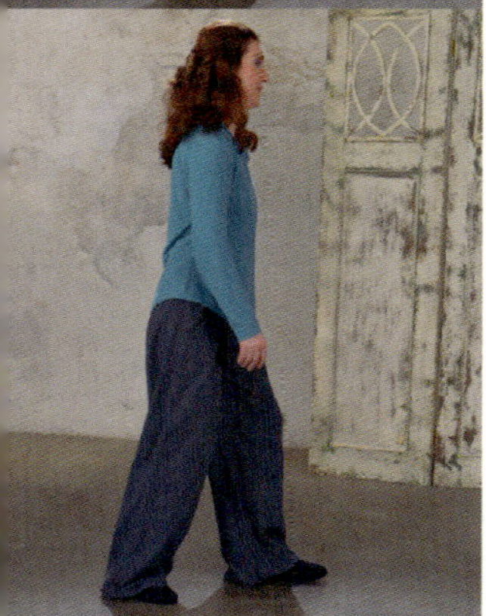
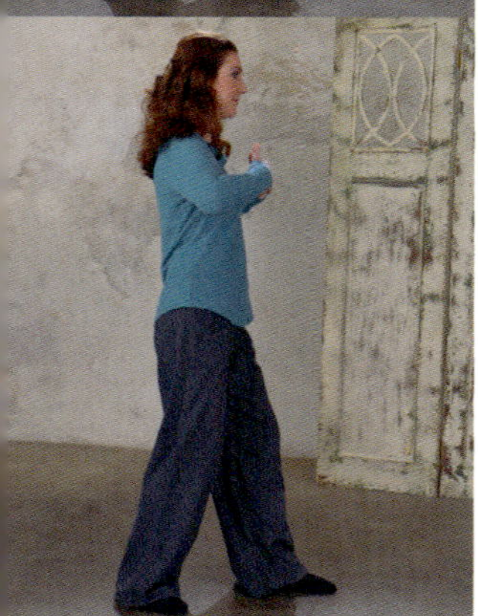
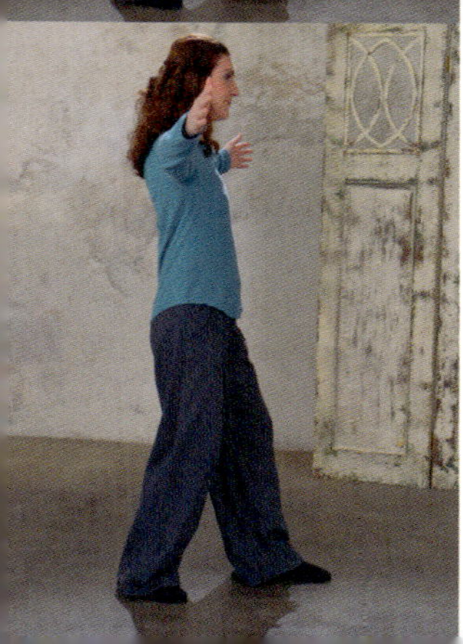

2.13 Die Flügel öffnen

▶ 1 Beginnen Sie im *Bogenschritt*. Das Gewicht liegt auf dem vorderen Bein.

▶ 2 Heben Sie die Arme ausgestreckt in Brusthöhe, die Handinnenflächen zeigen zueinander.

▶ 3 Einatmend verlagern Sie das Gewicht auf das hintere Bein, beugen dabei die Ellbogen und ziehen die Arme nach hinten. Das vordere Bein wird leicht gestreckt.

▶ 4 Heben Sie nun die Arme seitlich auf Schulterhöhe und drehen Sie die Handinnenflächen nach oben.

▶ 5 Mit dem Ausatmen drehen Sie die Arme spiralförmig vom Schultergelenk ausgehend über das Ellbogengelenk, bis die Hände nach vorne in die Ausgangsposition gebracht sind.

Wiederholen Sie die Übung acht Mal. Sie öffnet den Brustkorb und verschafft dem Herz und der Lunge Raum, deshalb wirkt sie gut bei Herzerkrankungen und Atemproblemen.

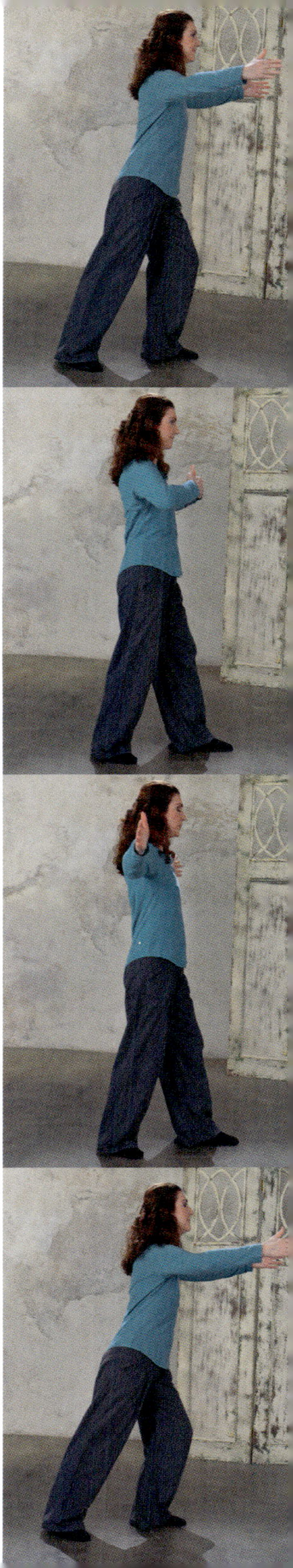

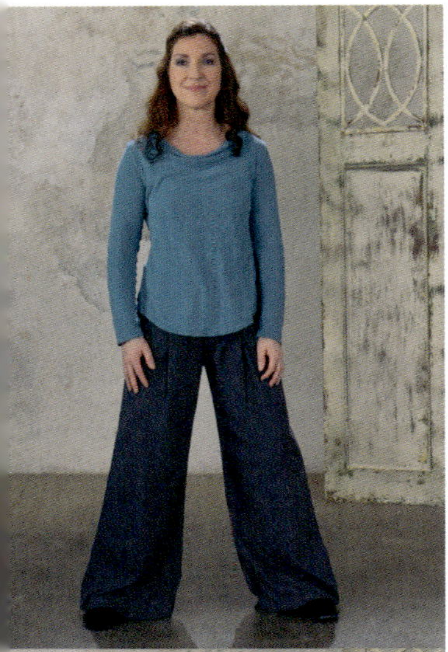

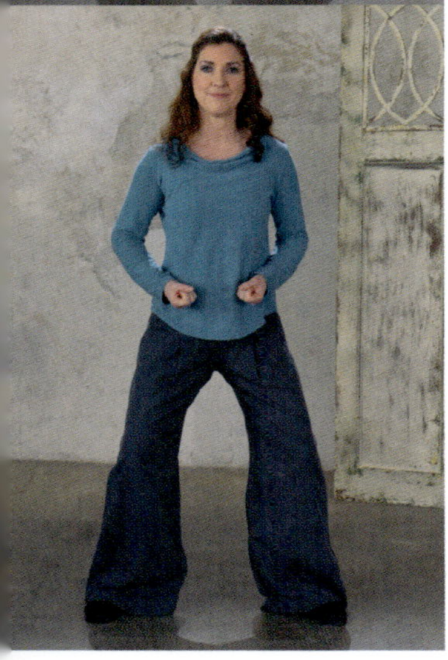

2.14 Im Reiterstand stehen und mit der Faust stoßen

▶ 1 Der *Reiterstand* ist die Ausgangsposition. Schließen Sie die Hände auf Hüfthöhe zu Fäusten, der Handrücken zeigt nach unten.

▶ 2 Drehen Sie ausatmend die Hüfte leicht nach links, stoßen Sie mit der rechten Faust nach vorne auf Höhe der Brust und drehen Sie dabei den Arm spiralförmig, sodass der Handrücken nach oben weist. Der linke Arm ist gebeugt und wird leicht nach hinten gezogen.

▶ 3 Einatmend entspannt sich die Faust und wird spiralförmig wieder gedreht, der Handrücken weist dann nach unten.

▶ 4 Gehen Sie zurück in die Ausgangsposition.

Auch hier empfehlen wir acht Wiederholungen. Nach den Erfahrungen der TCM stärkt diese Übung Lunge und Nieren und lehrt, die innere Kraft zu entwickeln.

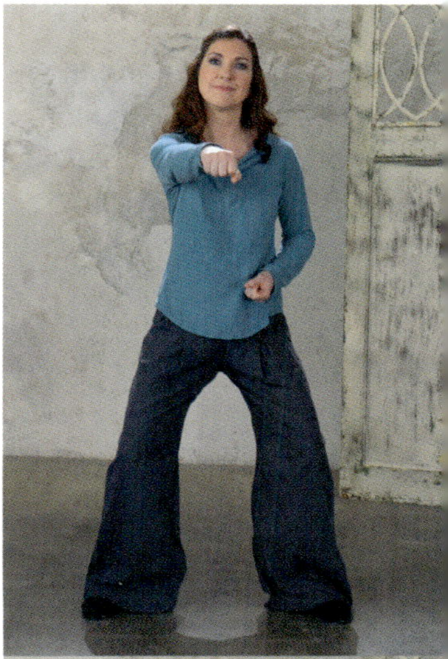

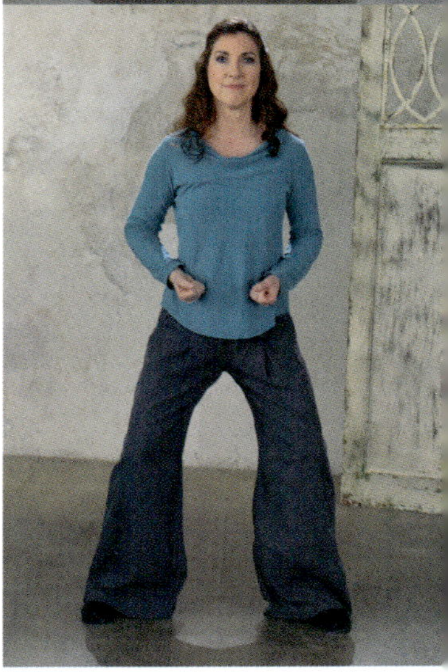

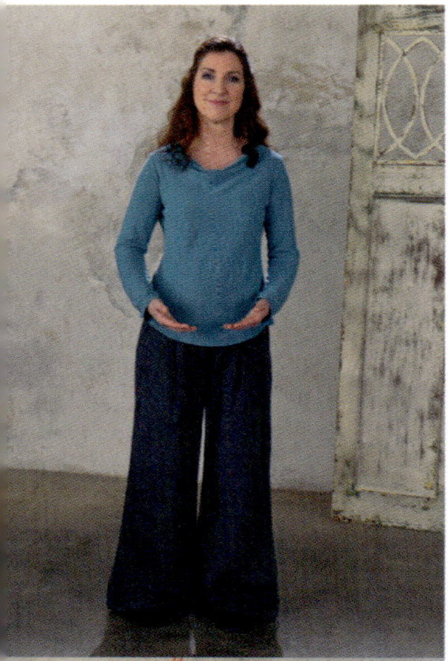

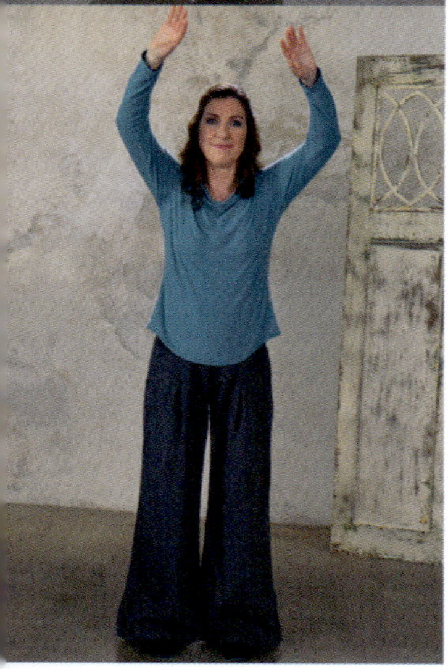

2.15 Wie eine Wildgans fliegen

▶ 1 Beginnen Sie wieder im *Parallelstand*. Die Arme sind seitlich neben dem Körper mit den Handflächen nach innen.

▶ 2 Strecken Sie mit dem Einatmen die Beine, heben Sie die Fersen vom Boden und gleichzeitig die Arme in einem Bogen seitlich über den Kopf. Drehen Sie dabei die Arme so, dass die Handinnenflächen nach außen und schräg nach oben weisen.

▶ 3 Mit dem Ausatmen senken Sie den Körper wieder ab, die Knie werden leicht gebeugt und die Arme ebenfalls Gelenk für Gelenk – in den Schultern beginnend – abgesenkt, zurück in die Ausgangsposition seitlich neben dem Körper.

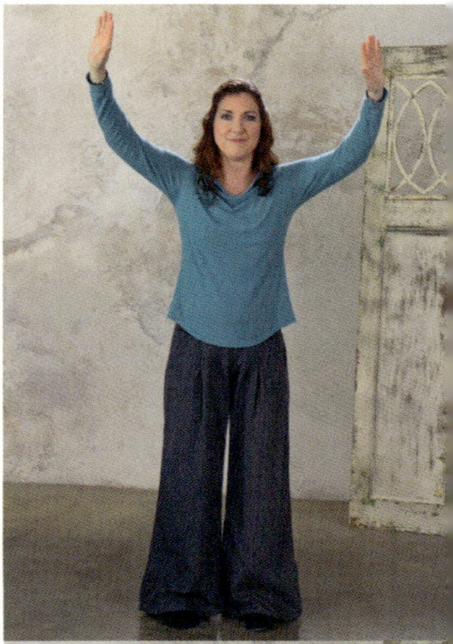

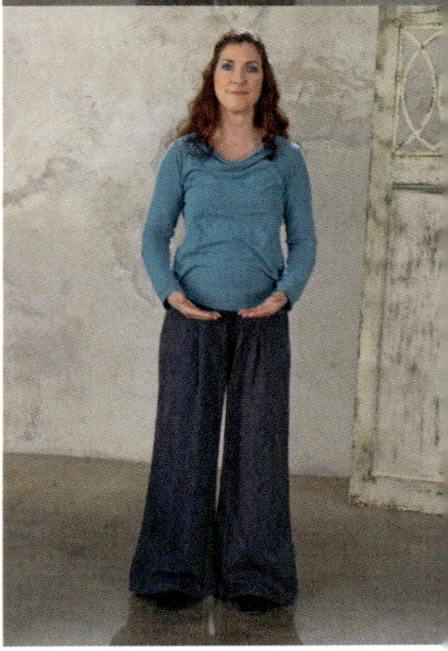

Die Wirkung dieser Übung besteht darin, dass sie harmonisierend und entspannend auf Körper und Geist wirkt. Sie wird besonders empfohlen bei Spannungszuständen und Nervosität, aber auch bei Schwindel oder Spannungskopfschmerzen. Wiederholen Sie sie acht Mal.

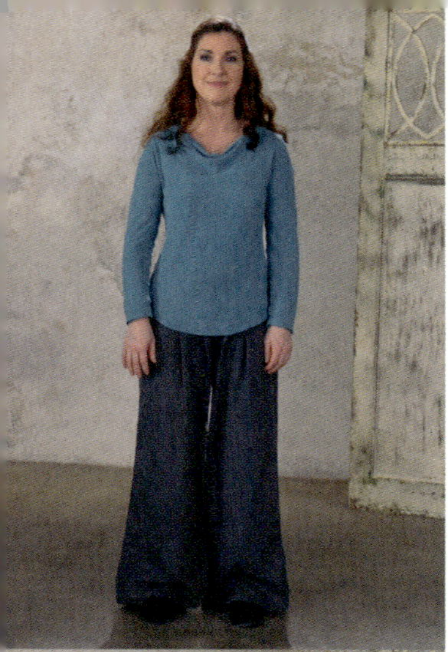

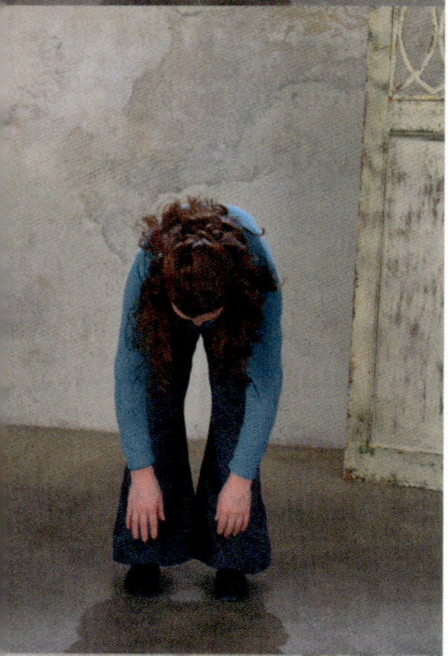

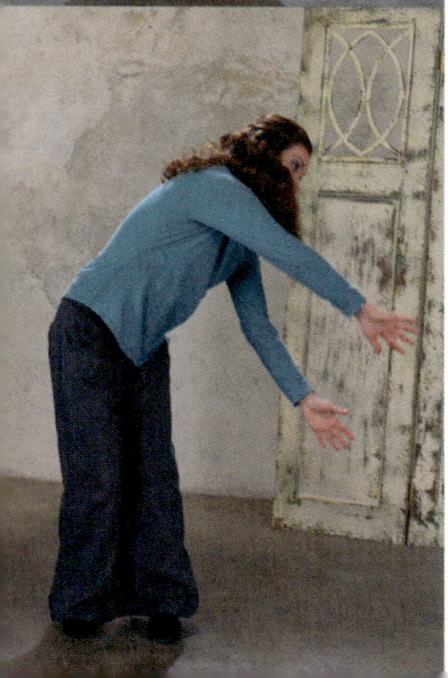

2.16 Den Flugreifen drehen

▶ 1 Beginnen Sie wieder im *Parallelstand*.

▶ 2 Drehen Sie den Körper mit dem Einatmen nach links und heben Sie die ausgestreckten Arme nach links oben.

▶ 3 Drehen Sie dabei die Handinnenflächen in einer spiralförmigen Bewegung nach vorne.

▶ 4 Drehen Sie ausatmend den Oberkörper noch weiter nach links, wobei die Arme auf Schulterhöhe abgesenkt werden.

▶ 5 Beugen Sie den Körper nun tief nach links unten und drehen Sie die Handgelenke so, dass die Handinnenflächen nach hinten zeigen.

▶ 6 Kehren Sie mit gebeugtem Oberkörper zurück zur Mitte. Die Arme hängen locker und entspannt vor den Fußspitzen, die Handinnenflächen weisen nach hinten.
7 Drehen Sie den Oberkörper weiter nach rechts und wiederholen Sie die Übung zur anderen Seite.

Mit dieser Übung schulen Sie den Gleichgewichtssinn, stärken die Rückenmuskulatur und allgemein die Beweglichkeit. Gleichzeitig fördert die Übung dem Verständnis der TCM nach die Zirkulation von Blut und Qi.

Auch diese Übung sollten Sie acht Mal wiederholen.

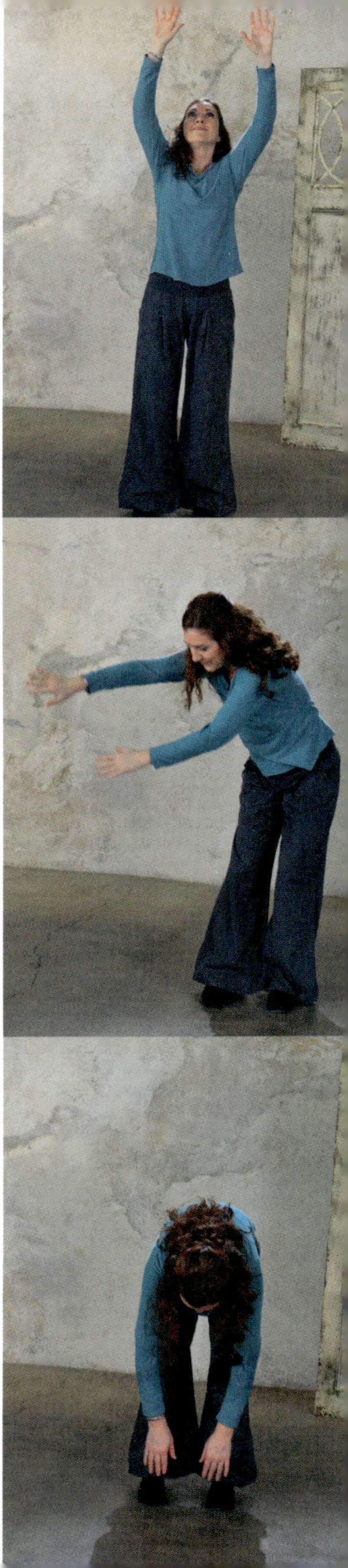

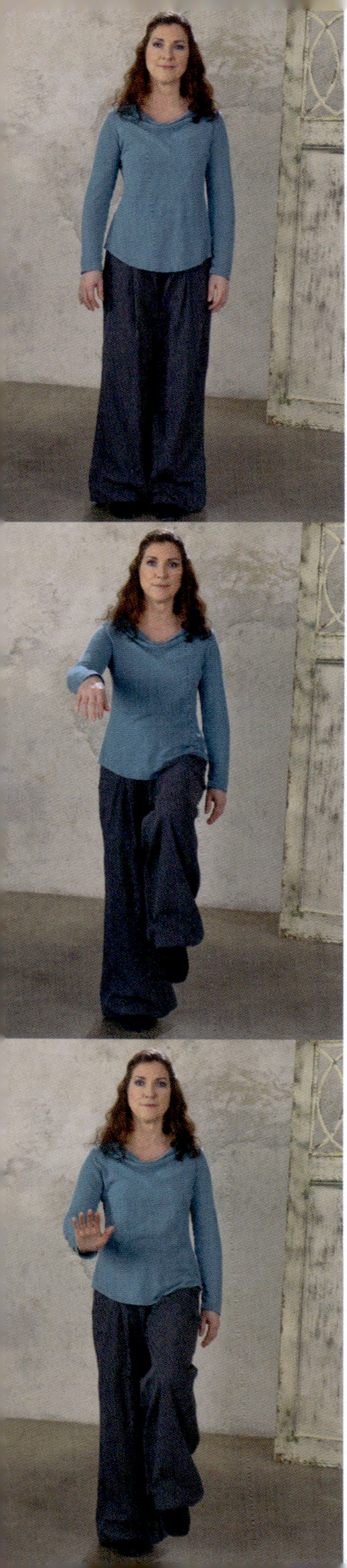

2.17 Den Ball prellen

▶ 1 Wieder ist der *Parallelstand* die Ausgangsposition.

▶ 2 Drehen Sie die Hände – vom kleinen Finger beginnend und dann Finger für Finger – so, dass die Handflächen nach unten zeigen.

▶ 3 Verlagern Sie einatmend das Gewicht auf das rechte Bein, heben Sie den rechten Arm auf Schulterhöhe und gleichzeitig das linke Knie auf Hüfthöhe. Strecken Sie das rechte Bein leicht und heben Sie die linke Hand so, dass die Fingerspitzen nach vorne zeigen und die Handfläche Richtung Boden. Drücken Sie dabei die Handfläche leicht nach unten.

▶ 4 Mit dem Ausatmen senken Sie das linke Bein wieder ab, ebenso den rechten Arm, und kehren in die Ausgangsposition zurück.

▶ 5 Wiederholen Sie die Übung zur anderen Seite, verlagern Sie also das Gewicht auf das linke Bein, heben Sie das rechte Knie und den linken Arm und drehen Sie das rechte Handgelenk so, dass die Handinnenfläche zum Boden zeigt.

▶ 6 Zur Beendigung kehren Sie wieder in die Ausgangsposition zurück.

Diese Bewegung soll den Blutdruck regulieren und natürlich den Gleichgewichtssinn schulen. Wiederholen Sie sie acht Mal.

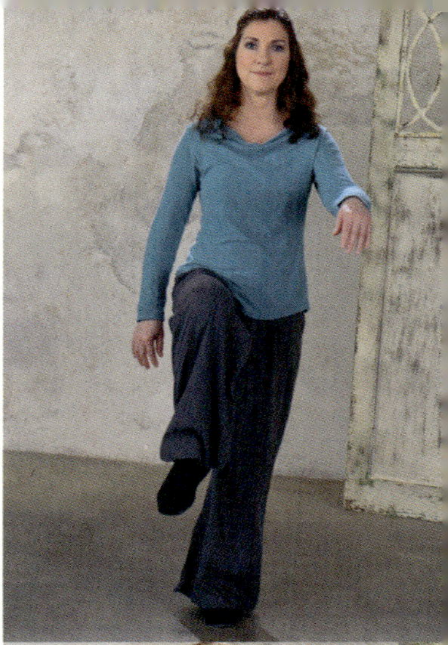

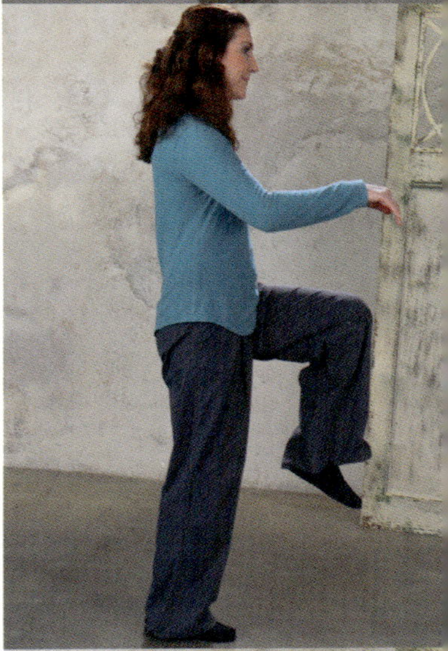

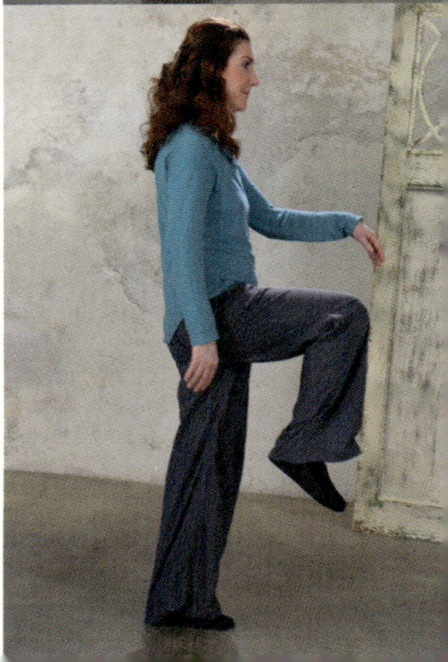

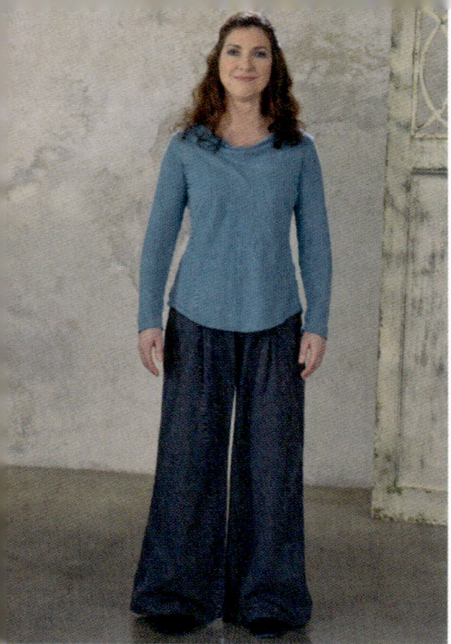

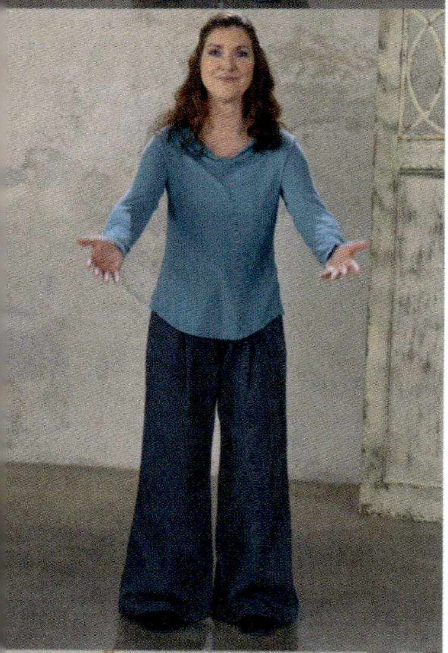

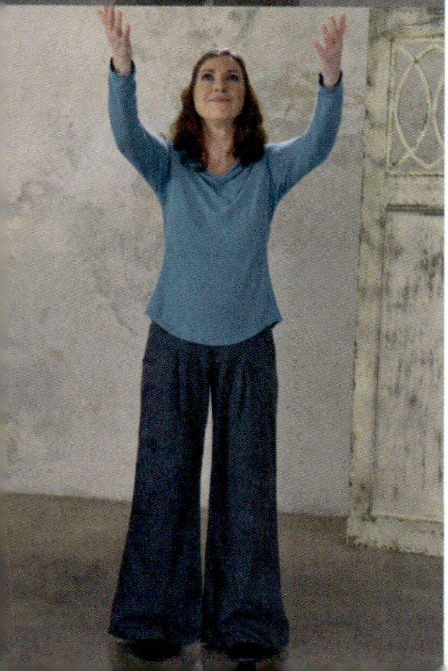

2.18 Qi heben und senken

▶ 1 Auch die letzte Übung beginnt im *Parallelstand*.

▶ 2 Lassen Sie den Körper leicht sinken, indem Sie die Knie wieder minimal beugen, und drehen Sie die Hände spiralförmig und vom Daumen beginnend so auf, dass die Handinnenflächen nach vorne zeigen.

▶ 3 Mit dem Einatmen heben Sie die Arme seitlich neben dem Körper bis auf Schulterhöhe und drehen die Handflächen nach oben.

▶ 4 Führen Sie die Arme weiter bis über den Kopf.

▶ 5 Entspannen Sie die Schultern, Arme, Hände und Hüften und „füllen" Sie das Qi über den Scheitel in Ihren Körper.

▶ 6 Mit dem Ausatmen lassen Sie die Hände vor dem Gesicht sinken, die Handflächen weisen zum Boden, die Ellbogen sind angewinkelt. Schließen Sie die Augen und lassen Sie auch den Körper wieder sinken.

▶ 7 Senken Sie die Hände weiter bis zum sogenannten Dan Tian, dem unteren Energiezentrum, etwa kurz unterhalb des Bauchnabels.

▶ 8 Drehen Sie die Hände aus dieser Position spiralförmig mit dem Daumen beginnend nach außen vorne.

Im chinesischen Verständnis sammeln Sie mit dieser Übung das Qi des Himmels und der Erde. Sie fördert die Konzentration und Zentrierung, beruhigt und entspannt den Körper und den Geist.

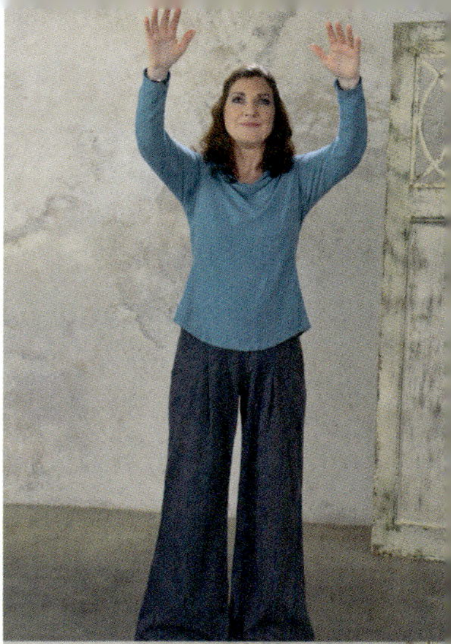

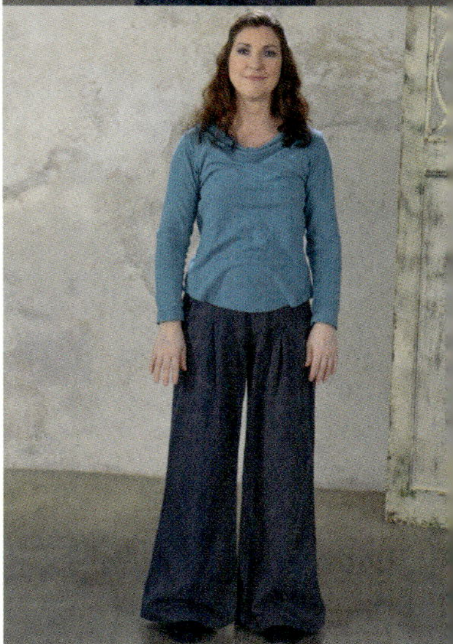

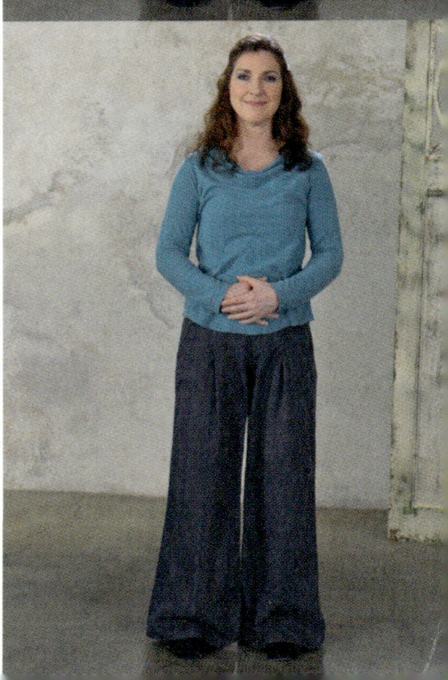

Damit ist die Übungsreihe vollständig. Wenn Sie sie Schritt für Schritt üben und so verinnerlichen, dass Sie sie nach einiger Zeit auswendig können, werden Sie die beruhigende und gleichzeitig belebende Wirkung schnell zu schätzen lernen. Sie wird Ihnen zu einer lieben Gewohnheit geworden sein, und Sie werden eine Kraftquelle in ihr entdecken, die Sie zu jeder Zeit und an jedem Ort „anzapfen" können, wodurch Sie nicht nur mit mehr Beweglichkeit belohnt werden, sondern den vielfältigen Anforderungen des Alltags mit Gelassenheit und entspannter Konzentration begegnen können.

Literatur:

Tomo Masic, Die 18 Bewegungen des Taiji-Qigong, BOD GmbH, Norderstedt 2003

Edward C. Chang und Paul Brecher (Hrsg.), Chinesische Heil- und Entspannungsübungen nach dem offiziellen Handbuch der Volksrepublik China, Christian Verlag, München 2001